NOTES

SUR LA

LÈPRE EN ISLANDE

RECHERCHES SUR L'ÉTIOLOGIE

PAR

Le Dr Georges EICHMÜLLER

Ancien moniteur et externe de la Clinique d'accouchement de la Faculté
Ancien externe des hôpitaux de Paris
Médaille de bronze de l'Assistance publique

PARIS

G. STEINHEIL, ÉDITEUR

2, RUE CASIMIR-DELAVIGNE, 2

1896

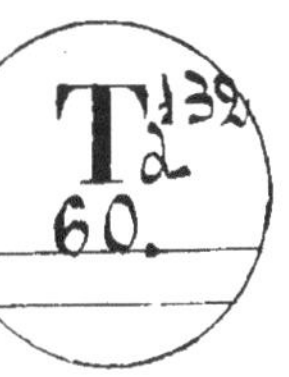

NOTES

SUR

LA LÈPRE EN ISLANDE

RECHERCHES SUR L'ÉTIOLOGIE

IMPRIMERIE LEMALE ET Cie, HAVRE

NOTES

SUR LA

LÈPRE EN ISLANDE

RECHERCHES SUR L'ÉTIOLOGIE

PAR

Le Dr Georges EICHMÜLLER

Ancien moniteur et externe de la Clinique d'accouchement de la Faculté
Ancien externe des hôpitaux de Paris
Médaille de bronze de l'Assistance publique

PARIS

G. STEINHEIL, ÉDITEUR

2, RUE CASIMIR-DELAVIGNE, 2

1896

NOTES

SUR

LA LÈPRE EN ISLANDE

RECHERCHES SUR L'ÉTIOLOGIE

AVANT-PROPOS

Dans un voyage fait en Norvège l'été de 1890, j'eus l'occasion de visiter la léproserie de Bergen et d'y faire une première connaissance rapide de la lèpre sous ses formes les plus terribles. Depuis, pendant mes études à Paris, j'ai vu quelques cas isolés dans les hôpitaux de cette ville. Encore l'année dernière, j'ai pu observer trois cas dans le court espace d'une semaine à la consultation de mon maître M. le Dr Brocq; enfin j'ai la bonne fortune d'avoir comme ami le Dr Ehlers de Copenhague qui, envoyé en 1894 par le gouvernement danois pour étudier l'extension de la lèpre en Islande, me pria de l'accompagner. Malheureusement il me fut impossible de m'y rendre à cette époque. Ce premier voyage, par suite de l'étendue du territoire et aussi de la difficulté d'atteindre les malades, ne devint qu'une reconnaissance générale, en sorte que mon ami résolut d'en faire un second et obtint une deuxième fois le concours du gouvernement danois. Ce second voyage, qui devait se faire à travers toute l'Islande, avait pour but la recherche des malades chez eux, afin d'étudier leurs conditions de vie et de constater les cas peut-être ignorés dans leur entourage. Cette fois j'ai pu suivre mon ami le Dr Ehlers et je crois ne pas avoir perdu au change.

Le Dr Ehlers a eu l'obligeance de me céder cent vingt-deux observations presque toutes inédites, recueillies par lui pendant ces deux voyages, et il a été mon guide et mon maître dans l'étude de cette maladie. Si je me permets d'en faire le sujet de ma thèse, c'est seulement parce que j'ai eu l'occasion de voir et d'examiner personnellement la plupart des malades.

Que mon ami le Dr Ehlers veuille bien recevoir ici mes remerciements sincères de cette nouvelle preuve d'une amitié réciproque déjà ancienne.

Il me reste encore un autre devoir bien cher, celui de remercier mes maîtres.

Dans l'impossibilité de citer tous ceux à l'enseignement desquels j'ai eu l'occasion de m'instruire, je me vois forcé de ne nommer que les maîtres dont j'ai été l'élève pendant un certain temps. J'ai été stagiaire dans les services de M. le D^r Th. Anger, de M. le professeur agrégé Reclus et de M. le professeur Debove.

Mes années d'externat, je les ai passées auprès de M. le Dr Dumontpallier et de MM. les professeurs Guyon et Tarnier.

A M. le Dr Brocq, médecin des hôpitaux, je dois ce que je connais de la dermatologie.

Je prie ces maîtres d'agréer l'expression de ma profonde gratitude, je me rappellerai toujours ce que je leur dois.

M. le professeur Dieulafoy m'a fait le grand honneur d'accepter la présidence de cette dissertation, qu'il me permette de lui en exprimer ici ma reconnaissance.

Avant d'aborder mon sujet, je crois utile de dire deux mots sur la nosographie de l'Islande.

La lèpre avec les kystes hydatiques est une curiosité pathologique de l'Islande. A ces deux maladies on pouvait ajouter le « Trismus neonatorum », si fréquent vers 1840 que le gouvernement danois, ému de ses ravages, envoya un médecin pour l'étudier. Mais, tandis que cette maladie tétanique due à une infection de la plaie ombilicale ainsi qu'à l'absence de soins hygiéniques chez le nouveau-né, comme l'a démontré Schleisner, a disparu complètement du cadre nosologique de ce pays, la lèpre et les kystes hydatiques y fleurissent encore.

D'un autre côté, on ne trouve pas en Islande certaines maladies qui pour le reste de l'Europe sont de véritables plaies. Parmi celles-là il y a lieu de citer en première ligne : la syphilis et la tuberculose. La tuberculose cependant existe dans le pays et augmente de fréquence d'année en année (1); la blennorrhagie est également très rare; enfin il faut ajouter toute la classe des fièvres dites éruptives. Elles n'y sont pas endémiques, mais plusieurs épidémies ont sévi avec une malignité telle que jusqu'au tiers des habitants de l'île a été enlevé. J'y reviendrai d'ailleurs à propos de l'historique de la lèpre, les lépreux, comme on le pense bien, n'ayant pas été à l'abri de leur atteinte.

Les auteurs citent encore l'absence de la fièvre paludéenne.

Quand aux autres maladies infectueuses, elles y sont d'une fréquence ordinaire. Les cas de fièvre typhoïde sont nombreux, au dire des médecins.

Si j'insiste sur ces faits, qui ont peu ou pas de rapports avec la lèpre, c'est surtout pour signaler le rôle joué par l'isolemen dans la nosographie de cette île.

La population, d'après les derniers documents, n'est que de 73,000 habitants pour 1895, tandis que la surface de l'île a une étendue de 102,963 kilom. carrés. Avec une pareille étendue il pourrait sembler au premier abord difficile d'y étudier complètement une maladie ; mais la difficulté s'atténue considérablement de ce fait que les Islandais sont répartis presque exclusivement le long des côtes et dans les régions avoisinantes, tandis que l'intérieur est presque inhabité. Il est vrai que les distances entre les habitations sont parfois considérables et que certaines agglomérations se trouvent dans des vallées d'un accès si difficile que les habitants ne communiquent que peu avec le monde environnant. C'est une circonstance des plus favorables pour suivre la marche des cas. En outre les habitants de l'Islande, pays des traditions et d'anciennes légendes, gardent souvent dans leur foyer un registre de leurs ancêtres, ce qui facilite l'étude de l'hérédité.

Ce sont ces faits qui ont permis à mon ami le Dr Ehlers de réunir la majorité des cas de lèpre soit sous forme de simples renseigne-

(1) G. MAGNUSSON. Tuberkulose paa Islande *Hospitalstidende*, n° 18, 1895, Copenhague.

ments, soit surtout sous forme d'observations complètes, que je publie-
rai dans ce travail. J'ai cru bien faire de les traduire toutes (il y en a
122) bien que certaines, à cause des obligations du voyage, ne soient
que des notes rapides. Elles formeront un tableau d'ensemble assez
complet sur l'état de la lèpre en Islande. Il eût du reste été difficile
de les rayer de la liste, à cause du lien de parenté ou de contagion
qu'elles établissent dans le texte.

Divisant ce travail en trois parties, je donnerai d'abord un aperçu
rapide sur l'histoire et la distribution de la lèpre en Islande. Puis
j'analyserai les observations, au point de vue des formes, des symptômes, etc... ; enfin, je réunirai les renseignements concernant l'étiologie de cette maladie, point le plus contesté encore.

CHAPITRE PREMIER

Historique et distribution de la lèpre en Islande.

L'Islande est riche en documents sur son histoire ancienne, même elle a été la gardienne d'une partie de l'histoire de la Scandinavie, et cependant elle possède peu de renseignements sur la lèpre dans les premiers siècles de son existence.

L'Islande a été peuplée pour la première fois vers l'an 874 par des émigrés de la Norvège, de sorte que l'origine de sa population date juste de mille ans. En Europe (1) la lèpre était si fréquente au Xe siècle qu'en maints endroits on dut construire des léproseries ; on peut donc supposer que cette maladie existait aussi, à cette époque, en Norvège, et, que de là elle aurait été importée en Islande ! Il serait (2) toutefois impossible, d'après le Dr Ehlers, de trouver avant la fin du XIIe siècle des documents concernant la lèpre en Danemark, en Norvège et en Islande. Gislasen, qui a écrit une thèse sur la lèpre et qui a exercé en Norvège, croyait avoir trouvé les premiers indices certains dans un testament du roi Magnus Laga-böter de l'an 1277, dans lequel on lit « Item ad Ospitale sanctæ Catharinæ leprosorum Bergis centum marcas sterlingorum contulimus ». Il existerait encore différentes citations dans les Sagas parlant de la lèpre. Ainsi dans la Saga d'Olaf Trygvesson, dont l'action se rapporte à l'an 1000, il serait question d'un « homme de bonnes mœurs, quoique païen, très mal traité et tourmenté par la lèpre ».

Mais cette Saga a été écrite deux cents ans plus tard par un moine, qui probablement s'est servi du mot de lèpre dans un sens parabolique pour mieux frapper l'imagination. Dans la Ljosvetninga Saga,

---

(1) HARDY. Article Lèpre. *Diction. de méd. et chir. pratiques.*

(2) Les citations jusqu'à Hjaltelin sont tirées de : E. Ehlers. « Den spedalske, paa Sygdom, Island ». *Hospitalstidende*, Copenhague, 1893. 36 Aarg. nos 40 et 41

écrite vers la fin du XIIe siècle, ayant pour théâtre l'Islande, il est aussi question d'un lépreux. Le « speculum regale », ouvrage philosophique, paru, en Norvège, vers la fin du XIIe ou le commencement du XIIIe siècle, parle d'un remède contre différentes maladies parmi lesquelles il cite la lèpre. Une loi norvégienne, le « Gulathinglov, » qui semble remonter au commencement du XIIIe siècle, exempte les lépreux d'aller en guerre. Enfin il serait encore question de la lèpre dans une Saga datant du XIIIe ou du XIVe siècle.

Tout ce qu'il faut retenir c'est l'existence de la lèpre en Norvège ; soit qu'elle y fût avant les croisades, soit, comme des auteurs l'ont pensé, qu'elle ait été introduite à leur suite.

Les premiers renseignements sûrs quant à la lèpre en Islande commencent, d'après Hjaltelin (1) avec 1555, année où l'autorité du pays aurait projeté l'érection de quatre léproseries. Ce projet ne fut pourtant confirmé et exécuté qu'à la suite d'une ordonnance royale rendue cent ans plus tard, en 1651.

Voilà donc les premières léproseries fondées. Elles étaient installées sur des terrains appartenant à la couronne. Leurs ressources étaient assurées par une contribution en nature imposée aux pêcheurs. Mais on peut facilement se faire une idée de ce qu'étaient ces léproseries, quand on saura que les quatre réunies pouvaient recevoir seulement dix à quinze malades soignés par des paysans. Ceux-ci touchaient en retour une faible rétribution pour chaque malade et avaient la jouissance des terres dépendantes des léproseries libres d'impôt. Hjaltelin, qui a voyagé en Islande de 1839 à 1840, a visité ces asiles et les a décrits à cette époque peu éloignée de nous de la manière suivante : « Je dois avouer franchement que ces misérables cabanes ressemblaient à des étables de cochons ou, pour me servir d'une expression plus douce, à des étables de vaches, plutôt qu'à des chambres de malades. La puanteur et la sordidité qui règnent dans ces misérables huttes de terre, sont si affreuses que seulement ceux qui sont habitués à une saleté pareille peuvent y supporter un séjour prolongé sans être pris de malaise » (2).

En 1707, une terrible épidémie de variole enlève environ 20,000 per-

(1) J. HJALTELIN. *Spedalskheden eller Leproserne med speciclt Hesyn til deres Forekomst paa Island*. Kjóbenhavn, 1843.
(2) *Loc. cit*, p. 43.

sonnes, et par suite, la plupart des familles lépreuses auraient disparu. Hjaltelin, qui considère le mal comme surtout héréditaire, en conclut en faveur de sa doctrine, que la lèpre devait mettre longtemps à se reproduire ; mais avec les connaissances actuelles sur la longue incubation de cette maladie, il serait possible de dire la même chose de la contagion.

Toujours est-il que vers la fin du XVIII⁰ siècle, la maladie a augmenté d'une façon si inquiétante qu'en 1776 un rescrit royal défend aux lépreux de se marier.

Schleisner (1) cite le chiffre de 280 lépreux en 1768 ; depuis ce moment la maladie aurait diminué. En 1785, le nombre des lépreux est évalué à 99 ; mais ce dénombrement ne comprend pas tout le pays. Schleisner ajoute toutefois que les régions non comptées étaient les plus pauvres en lépreux.

Il est probable que la terrible famine produite par la grande éruption volcanique de 1785 et une épidémie de variole survenue dans les années de 1784 et 1785 ont, par la mortalité qu'elles ont entraînée, largement contribué à cette diminution.

Hjaltelin donne encore le chiffre de ceux qui sont morts de lèpre de 1800 à 1837 et arrive à une moyenne de 19,64 par an.

En 1838, sur l'initiative de l'évêque Johnsson les pasteurs procèdent au recensement des lépreux ; ce recensement, qui ne s'étendait pas cette fois encore à tous les districts, aurait donné, d'après Hjaltelin, 128 lépreux.

Schleisner arrive toutefois, avec ses documents pour base, à constituer une liste de 80 lépreux avec renseignements complets. Il fait remarquer que déjà en 1829, les médecins du pays demandaient l'abolition des léproseries. En 1846, ce sont les médecins à leur tour qui procèdent au dénombrement des lépreux, et n'en trouvent pas plus de 50.

En 1847, quand Schleisner visite l'île, il lui est possible de voir ou de recueillir des renseignements sur 66 lépreux, chiffre qu'il considère comme faible, mais proche de la vérité. Il croit du reste que l'épidémie de rougeole ayant régné l'année précédente aurait enlevé beaucoup de lépreux.

(1) SCHLEISNER. *Island undersógt fra et lægevidenskabeligt Standpunkt*. Kjóbenhavn, 1849,

En 1848 les léproseries sont fermées.

Enfin en 1872, les pasteurs procèdent à un nouveau recensement et trouvent 43 lépreux sur une population qui en 1870 était de 69,763 habitants.

Dans un rapport officiel de l'année 1889 le nombre des lépreux est porté à 48.

Voici enfin les résultats de l'enquête du Dr Ehlers (1). Il a pu recueillir lui-même 122 observations traduites plus loin et obtenir des renseignements par l'intermédiaire des médecins ou d'autres personnes sur 26 cas, ce qui fait un total de 158 lépreux. En considérant qu'un certain nombre ont échappé à ses investigations, soit à cause de leur éloignement, soit à cause de la crainte qu'avaient beaucoup d'entre eux de se faire connaître pour le cas où l'isolement deviendrait obligatoire, il croit qu'il y a au moins 200 lépreux dans l'île, ce qui ferait le quadruple de ce qu'on avait supposé avant lui (2).

Pour ce qui concerne la distribution de la maladie, il semble qu'elle ait changé dans le courant des temps. Tandis que les cas de lèpre apparaissent dans certaines régions comme le Tingó Syssel, au nord de l'île, sur le bord Est de l'Ejafjördr qui en étaient exemptes jusqu'à une époque peu éloignée, dans d'autres contrées la maladie semble en régression.

Le coin sud-ouest de l'île où est située l'agglomération de Œrebakki, la principale place de commerce autrefois, a toujours été le plus éprouvé par toutes les épidémies qui du reste ont débuté par là. I en a été de même pour la lèpre.

Pour le moment les principaux foyers de la lèpre sont encore : ce coin sud-ouest composé surtout par le district d'Arnœs, les vallées de Svarfardadal et de Olafsfjord, situées sur les bords ouest de l'Œfjord au nord de l'île. Dans ces régions la population est des plus pauvres et vit dans de mauvaises conditions hygiéniques.

On se rendra plus facilement compte de la distribution de la maladie en se reportant à la carte à la fin du livre. Tout le district entaché de lèpre se trouve à l'Ouest, un peu au Nord et au Sud, tandis que le centre et les côtes Est sont absolument indemnes. On verra également

____

(1) E. EHLERS. (Deuxième rapport au ministère pour l'Islande.) *Hospitalstidende* 4 R. Bd III, p. 797. Kjóbenhavn, 1895.

(2) Voir la note p. 49.

que la plupart des malades habitent le long des côtes, les seules régions habitables. En Islande, en effet, les plateaux situés à une altitude dépassant 400 mètres ont un climat trop rigoureux pour permettre la récolte du foin pour l'élevage, principale ressource du pays avec la pêche.

Dans le district d'Arnœs seul, qui est tout à fait plat et en grande partie marécageux, le climat est plus doux grâce au Gulf-stream, et les habitations humaines s'étendent plus loin dans l'intérieur.

Pour comprendre les observations il est utile de faire remarquer que l'île est divisée en 21 districts ou syssels. Le nom du district auquel le malade appartient a été mentionné dans chaque observation.

Voici par syssel la distribution des cas classés d'après le sexe et la forme de la maladie.

(1) DISTRICTS OU SYSSEL	HOMMES			FEMMES			TOTAUX
	FORME TUBÉREUSE	FORME MIXTE	FORME ANESTHÉSIQUE	FORME TUBÉREUSE	FORME MIXTE	FORME ANESTHÉSIQUE	
Myra	1	1	»	»	»	»	2
Borgarfjord	6	2	2	1	1	1	13
Gullbringe-Kjosar	2	3	3	2	1	2	13
Reykiavik	1	1	»	3	»	1	6
Aartnæs	5	1	3	3	1	3	16
Rangarvalla	4	3	4	5	3	4	23
V. Skaptafell	1	»	»	1	1	»	3
Snæfellsnæs	2	»	5	6	»	1	14
Bardestrand	3	2	»	1	1	2	9
Isafjord	2	»	2	»	»	3	7
Dala	2	»	»	»	»	»	2
Hunavatn	2	»	1	1	»	»	4
Skagefjord	1	»	»	2	1	2	6
Ofjord	5	6	7	6	2	2	28
Thingo	3	2	2	1	1	2	11
Noder Mule	»	»	»	»	»	»	»
O. Skaptafell	1	»	»	»	»	»	1
Totaux	41	21	29	32	12	23	158

(1) EHLERS. 2ᵉ rapport, *loc. cit.*

CHAPITRE II

Analyse des observations.

Au point de vue des formes, la lèpre s'est présentée en Islande sous les trois formes devenues classiques depuis le traité magistral de M. Leloir (1).

Ainsi sur les 122 observations, 55 appartiennent à la forme systématisée tégumentaire ou tubéreuse, 39 à la forme systématisée nerveuse aussi dite anesthésique ou trophoneurotique. Enfin, 28 à la forme mixte, autrement dite complète.

Sans admettre une quatrième forme, la forme maculeuse que M. Leloir et la plupart des auteurs modernes considèrent comme un stade d'évolution de la lèpre, il est intéressant de remarquer que dans 5 cas la maladie n'avait pas dépassé cette période.

Pour suivre l'ordre dans lequel les renseignements ont été obtenus par l'interrogatoire des malades, je commencerai par donner l'époque de l'apparition de la maladie pour les cas où celle-ci a pu être déterminée.

Age auquel a débuté la lèpre dans 117 cas.

De	1 à 5 ans	....	0	fois
—	6 — 10	—...............	4	—
—	11 — 15	—...............	6	—
—	16 — 20	—...............	6	—
—	21 — 25	—...............	15	—
—	26 — 30	—...............	25	—
—	31 — 35	—...............	19	—
—	36 — 40	—...............	9	—
—	41 — 45	—...............	11	—
—	46 — 50	—...............	10	—
—	51 — 55	—...............	4	—
—	56 — 60	—...............	3	—
—	61 — 65	—...............	5	—
—	66 — 70	—...............	0	—

(1) H. LELOIR. *Traité pratique et théorique de la lèpre.* Paris, 1886.

Cette liste montre que l'âge où la maladie a débuté de préférence est l'âge où l'homme a atteint son développement. Les quinze années comprises entre l'âge de 20 à 35 ans, présentent ainsi à elles seules 59 cas de débuts sur un total de 117, ce qui fait juste la moitié. En comparant l'époque de ce maximum avec celui que donne le tableau statistique de M. Leloir (1) (qui trouve la plus grande fréquence entre 10 et 25 ans) il semble que l'apparition en Islande soit un peu plus tardive qu'ailleurs. Goldschmidt (2) fixe ce maximum entre 20 et 25 ans. Mais il faut dire que M. Leloir comprend dans sa statistique, à côté des cas de pays septentrionaux, des cas de régions méridionales et même des régions tropicales. La statistique de Goldschmidt a été recueillie à Madère. Il semble donc tout naturel d'expliquer cette différence par la différence de race.

Il y a en effet une grande variation dans l'âge de la puberté chez les habitants de régions à climat si opposé. Goldschmidt dit ainsi qu'à Madère la puberté peut quelquefois se montrer à l'âge de 8 ans chez des filles. En Islande, quoique n'ayant pas de renseignements suffisants à ce sujet, il me paraît possible d'affirmer que les règles ne se montrent guère avant 17 à 18 ans.

Au point de vue du sexe les hommes ont été atteints plus souvent que les femmes ; 91 hommes et 63 femmes, sur 158 cas. Cette différence en faveur des femmes est encore plus grande par ce fait que le sexe féminin prédomine sur la population totale. Sur les 122 observations il y a 69 hommes et 53 femmes.

PRODROMES

M. Leloir dans son traité insiste particulièrement sur les prodromes ; il trouve du reste ce nom mal choisi, car il s'agit plutôt de phénomènes d'invasion comme ceux que l'on observe dans beaucoup de maladies infectieuses. Ces phénomènes, comme il le remarque, sont très variablés dans leur apparition. Tandis que quelques malades en offrent le tableau complet, d'autres en ont quelques-uns seulement, enfin dans des rares cas on n'en trouve pas du tout. Rien n'est plus vrai, car toutes ces gradations apparaissent dans les observations.

(1) *Loc. cit.*, p. 286.
(2) Goldschmidt. *La lèpre, observations et expériences personnelles*. Paris, 1894.

Cette inconstance dans les prodromes rend une description d'ensemble difficile et je me contenterai de les citer par ordre de fréquence pour la forme tubéreuse et la forme anesthésique. Quant à la forme mixte, qui n'est qu'une succession des deux formes, tout ce qu'elle a présenté de particulier sera décrit sous l'une ou l'autre de celles-ci.

Forme tubéreuse. — Dans cette forme les prodromes se sont montrés le plus fréquemment et en plus grand nombre. Sur les cas de lépre tubéreuse, ils n'ont manqué que rarement. Dans un seul cas (obs. 93) la malade déclare que les nodosités ont paru par un état de santé absolument satisfaisant, qui persistait du reste encore au moment de l'examen, bien que la malade présentât alors de nombreuses nodosités.

Quant à ces phénomènes initiaux, ils ont été à peu près ceux-ci par ordre de fréquence : maux de tête, malaises généraux, vertiges, mouvements fébriles, frissons, sécheresse et obstruction du nez, épistaxis et des douleurs osseuses ou rhumatismales. Quelquefois les malades ont eu des engourdissements des extrémités et des faiblesses des jambes. Dans deux cas (obs. 20 et 118) il y a eu de la rachialgie surtout la nuit, d'après les malades. Enfin, dans l'observation 27 des démangeaisons ont existé sur tout le corps. De tous ces prodromes, un seul mérite une attention spéciale, ce sont les phénomènes du côté du nez, la sécheresse suivie bientôt d'obstruction auxquelles on peut ajouter les épistaxis. Ces accidents nasaux ont en effet existé dans presque tous les cas de lèpre tubéreuse, tandis qu'ils ont manqué dans les formes anesthésiques pures ; ils semblent donc l'apanage de cette forme. Cependant on les trouve aussi dans nombre de cas de la forme mixte ; ce fait confirmerait cette constatation, puisque la plupart des cas de la forme mixte commencent par la forme tubéreuse.

Forme anesthésique. — Comme le fait supposer la localisation de la maladie, ce sont surtout des phénomènes nerveux qui ont dominé ici. Si les malades de cette catégorie accusaient souvent des symptômes décrits ci-dessus, la plupart présentaient des douleurs comme phénomènes initiaux ayant attiré leur attention. Ces douleurs affectaient surtout les extrémités et revêtaient la forme névralgique. Dans un seul cas (obs. 70), est signalée l'apparition d'une bulle qui pourrait être le pemphigus que Danielsen et Bœck considéraient comme propre à cette forme.

Plusieurs fois, je trouve que les malades avaient remarqué en premier lieu des taches ou des troubles de la sensibilité, c'est-à-dire que la maladie était déjà constituée sans avoir été précédée de phénomènes appréciables. Mais s'il est vrai qu'ils ont manqué quelquefois au début, on les retrouve souvent dans le courant de la maladie, soit qu'ils aient persisté un certain temps, soit qu'ils aient paru à plusieurs reprises ; ils seraient dans ces cas l'indice des poussées nouvelles ou, en d'autres termes, indiqueraient l'envahissement par le bacille de nouveaux territoires.

SYMPTÔMES PRÉSENTÉS PAR LES MALADES AU MOMENT DE L'EXAMEN

Avant d'aborder ce paragraphe, je donnerai pour plus de clarté et pour mieux faire ressortir que les lésions décrites se rapportent à tous les stades de la lèpre, le tableau de la durée de la maladie pour chacune des trois formes.

Age de la lèpre au moment de l'examen :

	FORME TUBÉREUSE	FORME ANESTHÉSIQUE	FORME MIXTE
Moins d'un an..	6 fois	1 fois	1 fois
1 an............	3 —	2 —	1 —
2 ans..........	10 —	3 —	3 —
3 —	7 —	2 —	3 —
4 —	5 —	1 —	1 —
5 —	4 —	1 —	4 —
6 —	1 —	2 —	3 —
7 —	1 —	2 —	0 —
8 —	5 —	1 —	0 —
9 —	0 —	3 —	1 —
10 —	4 —	2 —	1 —
11 —	0 —	1 —	2 —
12 —	1 —	1 —	1 —
13 —	1 —	1 —	0 —
14 —	1 —	1 —	0 —
15 —	1 —	0 —	1 —
19 —	0 —	0 —	1 —
20 —	0 —	2 —	0 —
22 —	1 —	2 —	0 —
23 —	0 —	2 —	1 —
33 —	0 —	2 —	0 —
39 —	0 —	1 —	0 —
45 —	0 —	1 —	0 —

Dans les observations où la maladie n'avait pas dépassé le stade maculeux la durée était :

1 fois de 2 ans
1 — 3 —
2 — 4 —
1 — 5 ..

Cette liste, de même qu'elle montre que les cas appartiennent à toutes les périodes de la maladie, confirme très nettement l'opinion la plus répandue, à savoir : que la forme anesthésique présente la plus longue durée.

Forme tubéreuse. — Il est admis que dans la lèpre tubéreuse, les premiers phénomènes de la période éruptive sont des taches surtout érythémateuses. Je les trouve rarement chez les malades, et ce fait est probablement dû à ce que ce signe si éphémère a échappé la plupart du temps à des gens qui prennent si peu soin de leur peau, comme les lépreux islandais. Dans les cas où ils en ont vu, c'est surtout la région frontale ou autres parties découvertes, qu'ils désignent comme siège de ces taches.

Si les malades donnent peu de renseignements sur la première période éruptive, on en trouve encore des traces sur les cas d'origine récente. Du reste, les taches existent souvent avec les nodosités. Quelquefois même on peut surprendre l'apparition des tubercules à leur place.

Les taches contemporaines des nodosités étaient surtout de couleur café au lait ou un peu plus sombre, tantôt disséminées parmi les nodosités, tantôt sur le tronc ou aux membres, tandis que les nodosités n'existaient encore qu'à la face. La sensibilité y était très variable ; l'anesthésie y existait le plus souvent, mais fréquemment aussi la sensibilité était normale. Cette différence pouvait se montrer entre les différentes taches d'un même malade.

Au point de vue de la distribution, ces taches se trouvaient presque sur tout le tronc et sur les extrémités ; aux membres elles affectent avec prédilection le côté de l'extension. Sur le tronc, je constate, quelquefois seulement une disposition symétrique que plusieurs auteurs disent être la règle, et les régions qu'elles affectent sont surtout les seins, la région scapulaire et les lombes.

Parmi les autres taches il faut encore nommer les petites de couleur chamois, habituellement appelées taches Danielsen (obs. 1 et 95). Mon ami le Dʳ Ehlers m'a plusieurs fois fait remarquer sur les malades leur transformation nette en lépromes miliaires. Quelquefois des taches rouges ou bleuâtres coexistaient avec les taches pigmentaires décrites.

Les *nodosités*, contrairement aux taches, ont vivement attiré l'attention des malades, qui en Islande en connaissent bien la signification ; aussi, toutes les observations contiennent-elles des renseignements sur l'époque et l'endroit de leur première apparition.

La première région envahie est le front et en première ligne la région sourcilière, c'est là aussi que les taches du début se sont montrées le plus souvent. Les extrémités viennent après avec les régions des poignets, des cous-de-pied et de l'articulation tibio-tarsienne comme siège d'élection. Des nodosités se sont montrées ailleurs mais plus tard, presque toujours elles ont débuté sur la face ou sur les extrémités.

Dans un cas (obs. 30) les lépromes ont paru aux extrémités et sur tout le corps à la fois. Un autre malade en a présenté au cou, région considérée comme toujours indemne.

La grandeur en a varié du volume d'un grain de mil à celui d'une noisette ; le plus souvent dermiques, d'aspect luisant et poli, ils tranchaient sur la peau environnante par leur teinte un peu plus foncée.

Une fois (obs. 113) une nodosité de la grandeur d'une noix siégeait dans l'épaisseur d'un muscle. Parfois les lépromes étaient disposés en groupes, revêtant soit la forme en chou-fleur (obs. 35), soit la forme de grandes plaques confluentes (obs. 30 et 50). C'est sous cette forme qu'ils préparent le terrain aux grandes ulcérations. Plusieurs nodosités s'ulcèrent tandis que la peau environnante s'œdématie, et peu à peu par leur confluence une grande ulcération se trouve constituée.

La plupart du temps, en effet, les nodosités aboutissent à l'ulcération et tous les cas avancés offrent sinon les ulcères eux-mêmes, du moins les cicatrices consécutives.

L'ulcération peut se montrer dès la deuxième année ; mais pour elle comme pour tous les autres symptômes de la lèpre, il y a une si grande variabilité dans son apparition comme dans sa marche qu'il est impossible de la prévoir ou de lui assigner une époque déterminée.

Des œdèmes apparaissent vers ce moment, ils sont durs, luisants, ressemblant parfois à la sclérodermie, ou donnant un aspect éléphantiasique au membre. La peau s'y fendille et s'écaille au point de rappeler la desquamation psoriasiforme.

Les grandes ulcérations peuvent devenir annulaires, c'est-à-dire entourer tout un membre comme la jambe, par exemple. Elles ont les bords renversés, calleux, leur surface sécrète du pus et est bosselée par des tubérosités rappelant parfois des gommes. Ces ulcérations se couvrent la plupart du temps de croûtes et peuvent occuper toutes les régions où les nodosités se rencontrent.

Les ganglions lymphatiques, surtout les ganglions axillaires, inguinaux et cruraux sont augmentés de volume d'une part parce qu'ils sont envahis par la lèpre, et d'autre part par la lymphangite septique résultant de l'infection des surfaces ulcérées.

L'*appareil pilaire* a été atteint un grand nombre de fois ; mais ceci ne s'applique qu'aux sourcils et à la barbe. La chevelure a en effet presque toujours été conservée même à un état très avancé de la maladie. Quelquefois pourtant les cheveux sont clairsemés ou les malades se plaignent de leur chute (obs. 11, 43, 53, 60). Cette chute doit dans ces cas être expliquée, comme dans la plupart des maladies chroniques, par l'état de débilité de l'organisme.

La chute des sourcils est au contraire véritablement pathognomonique, du moins pour la forme tubéreuse et pour un grand nombre de formes mixtes. Dans la première elle n'a jamais manqué. Les sourcils étaient ou entièrement tombés ou s'éclaircissaient en commençant par leur tiers externe ; enfin souvent ils avaient disparu sans qu'il y ait eu de nodosités ; à la barbe, au contraire, la chute des poils s'est seulement faite à la place de celles-ci. Quant aux poils du pubis, leur disparition n'est signalée qu'une fois (obs. 60).

Les ongles n'étaient guère atteints par la lèpre même. Dans les cas où ils étaient déformés, c'était ou par l'effet de l'eczéma chronique ou de la trichophytie (obs. 77), maladie très répandue en Islande et comme localisée aux ongles sous le nom de « Kartnögl ».

Muqueuses. — Toutes les muqueuses accessibles à la vue étaient atteintes dans les formes tubéreuses et mixtes, excepté celles des organes génitaux.

La bouche semble avoir été envahie de préférence par les nodosités et là encore certaines régions plutôt que d'autres. Chaque fois que la bouche présentait des lépromes, les nodosités étaient plus marquées comme nombre et comme volume sur la voûte palatine. La langue, les piliers, le voile du palais et les amygdales étaient envahis ensuite le plus fréquemment. Les lépromes étaient, en plus, souvent ulcérés à la langue; ces ulcères rappellent parfois l'aspect de gommes ulcérées.

La muqueuse du larynx était également atteinte dans tous les cas de lèpre tubéreuse et dans la plus grande partie des formes mixtes. L'examen laryngologique n'ayant pas été pratiqué, il est impossible de donner une localisation à ces lésions. Je ferai toutefois remarquer que les altérations de la voix sont toujours considérables et dénotent des lésions de l'appareil phonateur. Du reste, l'existence de ces lésions a été notée par nombre d'auteurs.

Paulson (1) dit ainsi : « Au larynx les premiers changements débutent presque toujours par l'épiglotte qui toujours est fortement épaissie et comprimée latéralement. La muqueuse est rouge et très injectée. Des nodosités de la grandeur d'une lentille et d'un reflet jaunâtre apparaissent à son bord libre plutôt qu'à ses faces et lui donnent un aspect bosselé. Les replis ary-épiglottiques ainsi que la muqueuse qui revêt les cartilages aryténoïdes, sont le plus souvent infiltrés au point d'être œdémateux. »

Enfin il fait remarquer que des nodosités peuvent exister également dans la muqueuse aryténoïde et aux cordes vocales où il en a constaté.

Danielsen et Boeck vont même jusqu'à admettre l'existence de nodosités dans la trachée, où elles donneraient parfois lieu à de véritables athrésies.

Du côté du nez, sans compter les accidents du début qui ont été cités parmi les prodromes, il a été possible de constater des nodosités (obs. 38-87). Souvent l'organe était obstrué par des croûtes qui rendaient la respiration difficile et sifflante (obs. 39, 52, 78, 84, 113). Dans deux cas, des ulcérations se trouvaient au bord des narines

(1) PAULSON. *Ein Beitrag zur Kentniss der Lepra in den Ostsee Provinzen Russlands.* Inaug. Diss. Dorpat., 1886, p. 49.

(obs. 8-60). Enfin le nez était atteint dans sa structure même au point d'être affaissé (obs. 3, 28, 68).

Pour ce qui concerne les *yeux*, que je placerai sous le paragraphe des muqueuses parce que dans la forme tubéreuse, les lésions semblent toujours débuter par elles, ils ont été affectés 19 fois dans cette forme et 12 fois dans les formes mixtes (1).

Parmi ces derniers cas, il y a quelques troubles de l'innervation et des troubles trophiques plutôt du ressort de la forme anesthésique.

L'endroit où la muqueuse oculaire est affectée d'abord est la partie de la conjonctive qui couvre la sclérotique et surtout la partie exposée à la lumière. Ce qui attire l'attention au début est une infiltration de couleur rouge jaunâtre qui dépasse bientôt le niveau du reste de la sclérotique d'un millimètre environ. Cette infiltration est d'abord à une certaine distance de la cornée, mais s'en rapproche de plus en plus. Arrivée là, elle forme comme un petit bourrelet qui parfois entoure la cornée en grande partie ou entièrement. Mais elle ne s'y arrête pas longtemps et bientôt elle peut couvrir une partie de la cornée ou entrer dans la chambre antérieure, provoquant les premiers troubles de la vision.

A ce moment, la cornée forme une saillie qui peut dans certains cas être si considérable que la paupière n'arrive même pas à couvrir l'œil ; des ulcérations peuvent en résulter, entraînant la perte de l'œil, comme en témoignent plusieurs observations. Des ulcérations superficielles peuvent enfin exister sur la cornée à une période plus avancée.

Ces infiltrations rouge jaunâtre précèdent les nodules et paraissent en être le premier stade. C'est dans ces nodules que MM. Cornil, Leloir et Panas (2) après M. Hansen ont trouvé le bacille. M. le professeur Panas a déjà fait remarquer à propos de la forme tubéreuse que la cornée et la conjonctive s'y trouvent plus particulièrement intéressées avec ou sans tubercule de l'iris ; il ajoute que ces lésions aboutissent souvent à la cataracte et à la phtisie du globe oculaire.

(1) Voici les numéros des observations où l'organe de la vision a été affecté à un titre quelconque. Formes tubéreuses : 3, 7, 8, 10, 20, 22, **24**, **28**, 34, 35, 40, 51, 52, 60, **82**, 84, 86, 106, 118. Formes mixtes : **5**, **8**, 15, 25, 43, 73, 75, **90**, 95, 98, 102, 111. Les numéros en caractères gras sont ceux où il y a eu perte d'un œil ou des deux.

(2) PANAS. Des manifestations oculaires de la lèpre et du traitement qui leur convient. *Bull. de l'Acad. de méd.* Séance du 6 décembre 1887.

On peut se demander si les poussières de toutes sortes (cendres volcaniques) si répandues en Islande et qui provoquent de nombreuses maladies des yeux (conjonctivites et kératites) ne prépareraient pas le terrain aux lésions oculaires si fréquentes dans la lèpre.

L'ectropion est rare dans cette forme tubéreuse, probablement parce que les paralysies de l'orbiculaire sont moins fréquentes.

Des contractions fibrillaires des paupières ont existé un certain nombre de fois (9, 11, 20, 21, 24, 34, 39, 60).

Système nerveux. — L'épaississement du nerf cubital au-dessus de l'épitrochlée est très fréquent et le doigt l'apprécie facilement. Je l'ai trouvé trente fois dans la lèpre tubéreuse et seize fois dans les formes mixtes. Encore faut-il dire que dans les cas de forme tubéreuse où cet épaississement n'est pas noté la maladie était récente ou bien l'œdème et les ulcérations avaient rendu l'examen impossible.

Cet épaississement était parfois considérable au point d'atteindre la grosseur d'un doigt (obs. 83). Ailleurs le nerf épaissi présentait des nodosités donnant au toucher la sensation d'un chapelet (obs. 21, 81). Quant à la symétrie de cette lésion, elle n'était pas constante. Souvent un seul nerf était lésé, ou la lésion prédominait d'un côté, les deux nerfs étant affectés. Rarement le nerf était sensible à la pression. Les rameaux cutanés du cubital (98) ou du radial (82) se sont aussi montrés appréciables à la palpation.

Les troubles de la sensibilité affectaient soit la forme d'anesthésie complète, soit celle de l'analgésie seule ; la sensibilité au contact étant conservée. Le Dr Ehlers m'a fait remarquer, que souvent les malades s'apercevaient en se grattant des troubles de la sensibilité de leur peau. Aussi à côté de l'anesthésiomètre a-t-il essayé ce mode d'exploration. De cette manière il a été possible de déceler des troubles qui autrement auraient passé inaperçus. Quant à la distribution de ces troubles de la sensibilité, nous avons constaté son extrême irrégularité qui du reste est notée par tous les observateurs.

Parmi les troubles du système nerveux il faudrait encore citer les névralgies auxquelles ont été sujets les malades ; la plus fréquente de ces névralgies semble être celle des gros orteils.

En dehors des contractions fibrillaires des paupières dont il a déjà été question, il en existait aussi, moins souvent cependant, sur tous les muscles de la face, en particulier sur les zygomatiques.

Les réflexes rotuliens ne semblent jamais avoir été atteints dans la forme tubéreuse, dans la forme anesthésique et dans quelques cas de la forme mixte ils ont été parfois diminués.

Des atrophies musculaires ont existé 7 fois, aux muscles des mains, dans les régions thénar, hypothénar et interosseuse ; 1 fois aux muscles des avant-bras et 1 fois aux pieds. Les autres troubles trophiques (comme par exemple maux perforants) se sont montrés très rares dans cette forme, et lorsqu'ils existaient en tout semblables à ceux qu'on trouve dans la forme anesthésique, de sorte qu'il serait superflu de les décrire ici.

Forme anesthésique. — M. Leloir (1) assigne à cette forme les quatre périodes suivantes :

Période prodromique, période éruptive, période d'état et période de déclin. Il propose en outre une autre division qui permet de mieux ranger les symptômes des trois dernières périodes. Il décrit ainsi : « 1° Une période d'envahissement des nerfs. Elle correspondrait cliniquement à la période hyperesthésique et aux exanthèmes cutanés. Cette période évolue en général lentement et aboutit finalement ; 2° à la dégénérescence complète du nerf. C'est la période d'état, laquelle peut durer presque indéfiniment. Elle est caractérisée cliniquement par l'anesthésie, les paralysies, les atrophies et différents troubles trophiques » et, fait remarquer M. Leloir, « il peut encore survénir de temps à autre durant cette période d'état, des éruptions maculeuses ou bulleuses indiquant soit une recrudescence nouvelle et générale du virus lépreux, soit l'envahissement de nouveaux nerfs ».

C'est cet ordre que je me permettrai de suivre dans l'énumération des symptômes observés dans nos cas.

Il a déjà été question des prodromes, je n'y reviendrai pas. Il faut pourtant rappeler qu'aucun malade n'a signalé des accidents du côté du nez ; un seul (obs. 13) avait des épistaxis, encore est-il suspect car il semble qu'il ait eu antérieurement des nodosités qui faisaient rentrer son cas dans les cas de forme tubéreuse. Au point de vue des taches les malades de cette forme n'ont guère été plus explicites que ceux de la forme précédente. Elles ne sont en effet citées que huit fois au début de la maladie et cela malgré un interrogatoire minutieux

<hr>

(1) M. LELOIR. *Loc. cit.*, p. 150 et 151.

à ce sujet chez tous les malades (obs. 13, 16, 26, 48, 89, 105, 112, 117). On comprendra de même que les renseignements sur leur aspect et leur forme laissent beaucoup à désirer. Deux malades ont pourtant été assez détaillés dans leurs descriptions. L'un d'eux (obs. 16) disait avoir eu des taches anesthésiques, rouges, surélevées, variables de grandeur, occupant la face et les mains, et s'étant augmentées en nombre et en étendue. En dehors de la face et des mains elles se sont encore montrées aux lombes et aux épaules, l'anesthésie y existait aussi. Enfin ces taches ont blanchi peu à peu, en général du centre vers la périphérie, quelquefois en sens inverse et au moment de l'examen la peau s'écaille à leur place.

Chez l'autre malade (obs. 26) les taches occupaient le tronc et les extrémités, s'y présentant comme des anneaux rouges au centre desquels la peau était saine. En dedans de ces anneaux il y avait de l'anesthésie. Ce malade a en outre remarqué que les prodromes disparurent à la suite de cette éruption maculeuse. M. Leloir aurait souvent observé des faits semblables. D'autres malades au moment de l'examen offraient aussi des taches. Tel le lépreux de l'observation 42, dont la maladie était d'origine toute récente ; il y avait des taches érythémateuses et des taches pigmentaires couleur de café aux membres inférieurs et supérieurs.

Cinq malades, comme je l'ai déjà dit, n'avaient guère dépassé le stade maculeux (voir obs. 56, 74, 97, 99, 116, 117).

D'autres malades arrivés à une période plus avancée de la lèpre portaient encore des taches au moment de leur examen (obs. 12, 13, 16, 26, 54, 57, 64 et 97).

Ce qu'on peut dire c'est que les deux formes de taches érythémateuses et pigmentaires décrites par M. Leloir étaient représentées chez nos malades.

La sécrétion sudorale était toujours augmentée. Un seul malade s'était plaint d'un arrêt de cette fonction.

Les *troubles de l'innervation* font partie des deux périodes décrites par M. Leloir. A la première, qui est caractérisée par la névrite nerveuse, correspondraient les hyperesthésies et les épaississements des nerfs ; à la deuxième, les anesthésies et les paralysies. L'hyperesthésie était en grande partie représentée par les différentes névralgies, surtout par celles des gros orteils ; elles se trouvent en effet signalées dans nombre d'observations. Chez un lépreux (obs. 57) dont la maladie ne remontait qu'à quatorze mois l'état hyperesthésique y était très net, car au moindre contact il se produisait de violentes contractions dans les muscles.

Les nerfs cubitaux étaient épaissis dans un peu plus de la moitié des cas ; leur épaississement paraît donc un peu moins fréquent ici que dans la forme tubéreuse.

Au point de vue des troubles de la sensibilité l'anesthésie n'a presque jamais manqué dans cette forme. Sa distribution était des plus irrégulières. Toutes les régions de la surface du corps étaient envahies y compris les yeux. Ces anesthésies étaient en plus mobiles dans leur siège, c'est-à-dire après avoir été limitées à un endroit reparaissaient ailleurs.

La dissociation de la sensibilité à la douleur et de la sensibilité au contact était également fréquente ici. Comme déjà je l'ai dit à propos de la forme tubéreuse, quelques malades appartenant à cette forme-ci avaient de l'anesthésie au grattage ou s'étaient aperçus des troubles de la sensibilité de cette manière (obs. 67, 80, 54, 108).

Dans des cas isolés la thermo-sensibilité était disparue dans certaines régions. Chez les malades (obs. 16 et 112) il y avait des sensations subjectives de froid ou de chaud dans les régions anesthésiques.

Comme conséquence de ces anesthésies, des lésions accidentelles, surtout des brûlures, sont survenues chez plusieurs malades. Quelques-uns se sont aperçus de cette manière-là de leur maladie, d'autres ont remarqué qu'ils n'avaient plus la même habileté pour les travaux auxquels ils étaient habitués, comme de coudre ou de filer.

Dans l'observation 65 (1) la maladie a revêtu la forme de panaris analgésique et présente une certaine ressemblance avec le cas décrit par le Dr Morvan en 1883, maladie que M. Zambaco Pacha (2) considère comme de la lèpre.

Les réflexes rotuliens étaient normaux, excepté dans trois cas où ils étaient plus ou moins altérés (obs. 4, 27, 45). Comme dans la forme tubéreuse, des contractions fibrillaires ont existé dans les muscles

(1) Le résumé de cette observation a déjà été publié par **E. Ehlers**. *Semaine médicale*, 1894, p. 528.

(2) **Zambaco**. *Semaine médicale*, 1893, p. 289. Voir, sur l'état de cette question, l'article de M. **Gombault**, Maladie de Morvan, syringomyélie et lèpre. *Revue de Neurologie*, 1re année, 1893, n° 14, p. 373.

innervés par la partie supérieure du facial. La paralysie faciale simple ou double existait sept fois. Elle était la plupart du temps accompagnée d'ectropion de la paupière inférieure (obs. 13, 16, 26, 27, 45, 47, 107).

Les *atrophies musculaires* ont existé dans presque tous les cas, elles occupaient surtout les mains et affectaient les groupes thénar, hypothénar et interosseux. Il arrivait que cette atrophie atteignait tous les muscles de la main. même de l'avant-bras et du bras (obs. 64). Enfin les muscles des extrémités inférieures pouvaient être atteints ainsi que différents muscles de la face. A ce dernier endroit ces atrophies musculaires accompagnées de paralysies donnaient au malade un facies spécial sans expression pouvant être comparé à celui d'un mort, des troubles de la sensibilité et des atrophies musculaires étaient tels chez certains malades que ceux-ci se voyaient forcés de garder le lit.

Ces atrophies musculaires existaient enfin dans les cas ayant une certaine durée, mais elles ont aussi revêtu une allure aiguë, comme chez la malade de l'observation 57 où elles ont évolué en 10 mois. Les muscles des mains et des jambes étaient atrophiés et cependant la maladie ne datait guère que de 14 mois. Aussi, sans quelques symptômes propres à la lèpre, on aurait pu confondre ce cas avec une atrophie musculaire, aiguë et progressive.

Les autres troubles trophiques, comme les *maux perforants*, étaient très fréquents. Ils affectaient les mains et les pieds presque toujours aux endroits exposés aux pressions. Ainsi chez un malade, le mal perforant se trouvait à la face supérieure du métatarse, parce que son pied étant devenu varus équin, il s'appuyait sur cette région. Ces maux perforants ont même servi de point d'élimination de fragments osseux du pied (obs. 63), ils pouvaient en plus être accompagnés d'œdème éléphantiasique (obs. 61, 122).

Des troubles oculaires, variant d'une simple diminution de la vue à une cécité complète, étaient dus soit à des taches de la cornée, soit à des kératites accompagnées parfois d'ulcérations de degrés variables. Toutes ces lésions étaient le plus souvent accompagnées de paralysies des paupières ou de l'ectropion, conséquence des paralysies faciales concomitantes. Quant aux cornées, elles étaient fréquemment insensibles. Il est donc à supposer que les lésions oculaires dans cette forme surviennent à la suite d'accidents comme dans la paralysie faciale ordinaire. Toujours est-il que dans aucun cas l'infiltration caractéristique de la sclérotique, signalée à la forme tubéreuse, n'existait ici.

M. Panas (1) a fait remarquer, à propos des lésions oculaires de cette forme, que les plus fréquentes étaient le lagophtalmos paralytique et le xérosis de la cornée, tandis que l'iritis, la cataracte inflammatoire et la phtisie du globe oculaire étaient plus rares (2).

Cette forme a enfin été riche en déformations accompagnées ou non de mutilation ; elles occupaient surtout les extrémités et parmi elles de préférence les mains qui prenaient la forme en griffe classique avec extension de la première phalange et inflexion des deux dernières.

Le début de cette déformation se faisait aux mains, toujours par le petit doigt, d'où elle envahissait successivement les autres. « Ce petit doigt crochu », pour ainsi dire pathognomonique, a servi beaucoup pour la recherche des malades en Islande.

Du côté des pieds, c'était ou les orteils qui étaient incurvés vers la plante du pied, ou le pied en entier qui affectait les différentes formes du varus surtout du varus équin.

Quant aux mutilations, comme le fait supposer l'état avancé de beaucoup de cas de cette forme ainsi qu'une dénomination islandaise spéciale (Limafallsyki, qui veut dire maladie de la chute des membres) elles ont existé un certain nombre de fois (obs. 45, 65, 70, 89, 66, 107). A ces amputations, on pourrait encore joindre les éliminations des os, comme ceux du métatarse, ayant causé un raccourcissement considérable du membre (obs. 70).

Dans trois cas, il y avait une rainure d'étranglement ressemblant à celle de l'aïnhum (obs. 4, 63, 64) et dans un de ces cas cet étranglement semblait précéder l'amputation.

A propos de la forme mixte, qui n'est qu'une superposition des deux formes précédentes, il est intéressant de remarquer que trois fois la forme tubéreuse a succédé à la forme mixte (obs. 98, 102, 111). Cette

(1) *Loc. cit.*

(2) Voici les numéros des observations de cette forme accompagnées de troubles oculaires (16, 26, 27, 48, 59, 63, 104, 107). Dans les 3 cas (13, 43, 47) la vue des deux yeux était complètement perdue.

dernière succession des formes est considérée comme une cause d'aggravation. Chez un malade en effet (obs. 98), atteint depuis quatre ans seulement, la lèpre a pris une allure si rapide que depuis un an, son état s'est aggravé au point qu'il doit garder le lit.

Pour résumer ce chapitre, je dirai que la lèpre se présente en Islande avec les symptômes classiques, c'est-à-dire ceux qu'offre cette maladie dans tous les pays où elle est endémique. En plus, elle y existe sous les trois formes fixées par M. Leloir (la forme systématisée tégumentaire, la forme systématisée nerveuse et la forme mixte ou complète). On peut dire que la lèpre dans ce pays est dans toute son activité.

CHAPITRE III

Étiologie.

On se demande involontairement au début de ce chapitre comment il se fait qu'une maladie si importante que la lèpre, avec un tableau clinique si nettement établi, ait pu jusqu'à ces vingt-cinq dernières années avoir une étiologie si obscure et si discutée. La raison en est dans la disparition de la lèpre en Europe, qui par suite excitait moins la curiosité des savants.

Le premier pas dans l'étiologie a été fait seulement par l'importante découverte de son bacille par Armauer Hansen en 1871. La spécificité de ce bacille a été contrôlée d'innombrables fois depuis, de sorte qu'actuellement il est inséparable de la lèpre.

Mais si le bacille, cause indispensable de toute lèpre, est trouvé, il n'en est pas de même de son mode de propagation. Encore aujourd'hui c'est une question à l'ordre du jour, de savoir si la lèpre est contagieuse ou héréditaire comme la syphilis. Au moyen âge la plupart des observateurs croyaient à l'hérédité de la lèpre, mais beaucoup admettaient à côté de celle-ci la contagion. Ambroise Paré (1) pour ne citer que l'un d'eux, dans une courte description de la maladie admet la contagion à côté de l'hérédité, comme il ressort nettement de ces phrases : « Pour communiquer et fréquenter avec les
« ladres et coucher avec eux pour ce que leur sueur et exhalation qui
« sortent hors de leurs corps, sont vénéneuses. Ainsi est de leur
« haleine et de boire aux verres et aux autres vaisseaux auxquels ils
« auront bu : car de leur bouche ils y laissent une salive sanieuse
« contenue entre leurs gencives et contre leurs dents, laquelle est
« vénéneuse en son espèce, ainsi que la bave du chien enragé est en
« la sienne. Pour cette cause les magistrats leur enseignent ne boire

(1) *Les œuvres* d'Ambroise Paré. Paris, 1585, 20 livr., chap. VIII.

« qu'en leur baril, et à la même volonté que tous les ladres le fissent,
« à cette fin qu'ils n'eussent occasion d'infecter personne par ce
« moyen. »

On pourrait multiplier les citations des auteurs du moyen âge qui
pensent de même qu'A m b r o i s e P a r é. A fur et à mesure que la lèpre
disparaît par extinction, grâce aux léproseries, la notion de contagion
se perd de plus en plus et l'hérédité règne sans conteste dans la première moitié de ce siècle.

De nos jours, à la suite des travaux de P a s t e u r et de son école, la
grande majorité des auteurs admet que la lèpre se transmet par contagion, mais tous ne rejettent pas l'hérédité.

On peut en effet classer les médecins d'aujourd'hui en trois groupes :
1° les partisans de la contagion seule, 2° ceux qui admettent la contagion et l'hérédité à la fois, et, 3° ceux qui tiennent pour l'hérédité
seule. Il est vrai que ces derniers sont la grande minorité, et comme
l'a si justement fait remarquer M. le Dr B e s n i e r dans sa communication à l'Académie de médecine en 1887 : « ceux-là se comportent là
plupart du temps comme si la lèpre était contagieuse ».

Avant d'aborder les détails étiologiques des observations, je crois
utile de donner un court résumé de la littérature sur cette question,
dans ce siècle, pour montrer l'évolution des idées régnantes.

A la fin du dernier siècle S c h i l l i n g est pour ainsi dire le seul
partisan de la contagion, et dans les ouvrages du temps il est considéré
comme excessif dans son opinion, parce qu'il regarde un malade
atteint d'une simple tache comme contagieux. Cet auteur a en outre
émis la proposition suivante qui dénote une observation très judi-
cieuse de cette maladie : « Les enfants qui naissent de parents lépreux
meurent presque toujours à moins qu'on ne les éloigne presqu'à leur
naissance de leur mère infectée. Lorsqu'ils sont confiés à des nour-
rices saines et lorsqu'ils sont transportés dans un air pur ils sont
quelquefois exempts de la maladie. »

Pour A l i b e r t (1) qui cite ces faits rien n'est plus douteux que la
la contagion, bien qu'il cite plusieurs faits qui prouveraient en sa
faveur. Ainsi, il parle de la lèpre à l'Ile de France : « qui y sévit avec
une intensité telle que le nombre des affligés augmenta chaque jour

---

(1) **ALIBERT.** Article Lèpre. *Dict. des sciences méd.,* 1818.

et dans une proportion tellement alarmante que l'administration de
la colonie prit, il y a quelques années, un arrêté pour les transporter
tous à l'île de Coïtivy, mais on n'osa pas mettre cet arrêté en exécution
tant les malades étaient nombreux. » Ceci ressemble beaucoup à une
petite épidémie.

Cazenave et Schedel (1) tout en constatant que la maladie est
rare en France et que tous les cas qu'on y rencontre sont des cas
d'importation, disent : « qu'il paraît constant que l'éléphantiasis des
Grecs peut se transmettre par hérédité ». Quant au caractère contagieux, il n'est pas démontré pour eux, et ils n'y attachent pas d'importance. Quelques années plus tard leur opinion sur l'hérédité se modifie
légèrement quand ils disent : « S'il paraissait constant que la lèpre
pût se transmettre par hérédité, il n'en serait pas moins certain
qu'elle n'est pas constamment héréditaire. » Quant à leur opinion
sur la contagion, ils la maintiennent intacte.

L'expérience d'un des élèves de Rayer, qui porta plusieurs jours
la chemise d'un lépreux sans rien éprouver à la suite, a longtemps
servi d'argument contre la contagion. Rayer (2) lui-même dit de
cette maladie qu'« elle n'est point contagieuse et les individus qui en
sont atteints ne sont astreints à aucun isolement dans nos hôpitaux.
Le mari et la femme peuvent continuer d'habiter ensemble ». Il
ajoute qu'on a recueilli plusieurs faits de lèpre héréditaire ; il est
donc on ne peut plus anti-contagionniste.

Telles sont les idées dominantes sur l'étiologie de la lèpre à cette
époque. Elles restent encore telles avec Danielsen et Bœck (3).
Ces derniers, qui avaient observé un grand nombre de lépreux, à
l'inverse des auteurs précédents, Schilling excepté, ont trouvé de
l'hérédité 189 fois sur 213 cas. Ils ajoutent que l'hérédité maternelle
est plus fréquente et émettent la proposition nouvelle que l'hérédité
peut exister laissant plusieurs générations indemnes. Ils se voient
pourtant forcés de reconnaître que les individus sans hérédité
peuvent acquérir la lèpre, ces individus ont séjourné plus ou moins
longtemps dans des contrées où cette maladie est endémique. Enfin

(1) CAZENAVE et SCHEDEL. *Abrégé pratique des maladies de la peau*. Paris, 1828,
et 3ᵉ édition, 1838.
(2) RAYER. *Traité des maladies de la peau*. Paris, 1835.
(3) DANIELSEN et BŒCK. *Traité de la Spedalskhed*. Paris, 1848, p. 338 et 340.

ils ont vu eux-mêmes de ces cas dans différentes villes en Europe et font à ce propos cet aveu : « Sans contredit ces résultats sont décourageants pour l'hérédité. » Ils admettent aussi la nécessité de l'isolement et néanmoins concluent en niant la contagion, se basant sur la foule de lépreux qu'ils ont examinés, sans avoir trouvé, croyaient-ils, un fait de contagion.

Les idées de Danielsen et Bœck continuent à régner en maîtresses longtemps et les auteurs de la plupart des pays y adhèrent. En Allemagne, c'est Griesinger (1) qui après avoir observé en Égypte déclare que la lèpre n'y est pas considérée comme contagieuse.

En Angleterre, Erasmus Wilson (2) admet comme eux l'origine spontanée ou endémique et l'hérédité. Cet auteur a vu des cas indigènes en Angleterre et des cas d'importation.

Devergie (3) en France écrit vers la même époque : « Je suis convaincu qu'elle peut naître sans avoir été importée ou transmise par des parents à leurs enfants ou petits-enfants. » Comme preuve il donne plusieurs observations de personnes atteintes de lèpre sans avoir jamais quitté la France.

Bazin (4) écrit encore en 1862 en ce qui concerne la contagion : « J'admets avec la plupart des auteurs que l'éléphantiasis ne se transmette jamais de cette manière et qu'on peut impunément toucher les lépreux, porter leurs vêtements, partager leur lit, etc... » Plus loin il atténue pourtant cette affirmation catégorique en discutant les mesures rigoureuses imposées par Moïse aux Israélites. « Je pense qu'il est sage de rester dans le doute à cet égard. L'idée d'une contagion qui aurait cessé d'exister n'a rien à mon sens qui doive choquer absolument l'esprit. » Quant à l'hérédité, il la considère comme démontrée.

Avec l'appui d'observateurs comme Godard (5) et Brassac qui

(1) Griesinger. *Arch. de Virchow*, 1853.
(2) Erasmus Wilson. *Lancet*, 1856, p. 226.
(3) Devergie. *Traité prat. des maladies de la peau*, 2ᵉ édition, 1857.
(4) Bazin. *Leçons sur les affections cutanées artificielles et sur la lèpre, etc.* Paris, 1862, p. 285.
(5) Godard serait mort victime de sa doctrine : « Il poussa jusqu'à l'héroïsme la fermeté de ses convictions médicales, et pour convaincre ses antagonistes il se rendit en Palestine et s'installa dans une léproserie. Mais par malheur il devait servir à prouver tout l'opposé de sa thèse ; sans s'inquiéter de son opinion la conta-

avaient étudié la lèpre dans des régions où elle était endémique, l'hérédité trouve encore un chaleureux défenseur en L a m b l i n (1), qui en 1871 soutint une thèse sur la lèpre.

Entre temps plusieurs défections s'étaient produites en faveur de la contagion, et ce qui est d'une certaine importance, c'est qu'elles provenaient surtout d'observateurs en pays lépreux.

En Norvège ce sont les médecins H o l m s e n et K j e r u l f (2) qui montrent le rôle insignifiant de l'hérédité. Le dernier, dans un article des plus savants, dit qu'en Hollande l'institut Néerlandais nourrit encore en 1851 les idées de S c h i l l i n g. Le peuple norvégien, d'après lui, croit de plus en plus à la contagion, de même que le comité médical de Norvège incline plutôt vers cette idée. Il se déclare lui-même pour l'origine miasmatique, comme son collègue H o l m s e n l'avait déjà fait auparavant. Il est intéressant de lire l'explication de K j e r u l f de la contagion vu l'époque où elle est émise. Ainsi dit-il : « Le contagium (qu'il attribue à un ferment) n'est pas l'unique condition, il crée seulement la prédisposition, il faut encore des circonstances adjuvantes pour provoquer l'apparition de la maladie. » K j e r u l f ajoute que cette manière de voir est aussi celle de H o l m s e n, pour qui la principale cause occasionnelle serait le froid. Il cite de même la phrase suivante de ce dernier : « Le temps qu'il faut passer dans un foyer lépreux pour que la disposition arrive à un degré tel qu'une cause extérieure puisse provoquer l'éclosion de la maladie est de trois à cinq ans ».

Quelques années plus tard D é k i g a l l a (3) observe une série de cas de lèpre en Grèce. Quoique l'hérédité ne fait aucun doute pour lui, il ne doute pas plus de la contagion. D'après lui, la lèpre serait particulièrement contagieuse dans ses premiers stades.

L i t t r é, qui a rapporté les faits de D e k i g a l l a, se demande quelles sont les raisons qui lui ont fait attribuer les cas qu'il considère comme héréditaires, plutôt à l'hérédité qu'à la contagion pourtant si facile dans les familles. Ce rapport renferme un fait de contagion d'autant plus intéressant que la rareté de ces faits a toujours servi de retran-

gion le saisit et il mourut lépreux. » Cité d'après *La lèpre est contagieuse*, par un missionnaire. Paris 1879, p. 122, note.

(1) L A M B L I N. *Etude sur la lèpre tuberculeuse*. Thèse Paris, 1871.

(2) K J E R U L F. *Archives de Virchow*, 1853.

(3) D E K I G A L L A. De la lèpre. Rapport verbal de Littré. *Bull. de l'Acad. de méd.*, 1859-60.

chement aux adversaires de la contagion. Il s'agit d'un homme et d'une femme qui par dévotion se consacrent à soigner des lépreux et pour cela entrent à la léproserie. Quelques années après ils sont atteints de lèpre tous les deux. C'est donc un cas de plus à ajouter à celui si célèbre du Père Damien, devenu lépreux dans des conditions identiques.

Drognat Landré (1) en 1869 publie un travail basé sur une étude approfondie de la maladie au Surinam, pays qui avait déjà servi de champ d'études à Schilling. Comme lui il conclut à la contagion, mais tandis que Schilling admettait encore l'hérédité, Drognat Landré émet résolument l'idée que la contagion est l'unique cause de la lèpre. Comme on pourrait le croire, ce travail n'est pas dû à la tradition sur la contagion qui depuis Schilling n'a pas cessé de régner en Hollande et dans ses colonies, car l'auteur apporte des preuves à l'appui de ce qu'il avance. La thèse qu'il soutient témoigne du reste d'une indépendance d'esprit complète, car avant la publication de son ouvrage des faits d'une importance majeure s'étaient produits. Ces faits, en raison de l'autorité de leur provenance, auraient pu faire hésiter des auteurs moins documentés et moins convaincus que ne l'était Drognat Landré.

Ainsi, en 1862 le Royal Collège, à l'instigation du gouvernement anglais, fit procéder à une vaste enquête sur la lèpre, surtout dans le but d'arriver à connaître le mode de propagation de cette maladie. Les réponses venant de tous les points du monde n'étaient réunies qu'en 1865 ; le comité chargé de donner un rapport sur les nombreux documents recueillis, conclut en 1867 d'une façon telle que la contagiosité de la lèpre était pour ainsi dire rejetée. Le même gouvernement, probablement non satisfait par le peu de netteté des réponses données aussi bien par les médecins entendus que par le comité, envoya en 1871 un enquêteur, le Dr G. Milroy, dans les Indes. Sa conclusion était conforme à celle du comité dont il avait d'ailleurs fait partie.

En même temps, Virchow procédait personnellement, en Allemagne, à une enquête aussi étendue. Ses résultats, qu'il publie plusieurs années durant dans les archives qu'il dirige, ne diffèrent guère de ceux obtenus en Angleterre.

(1) DROGNAT LANDRÉ. *La contagion seule cause de la lèpre.* Paris, 1869.

Dans ce dernier pays on ne considère pourtant pas la question comme jugée et on continue les investigations. En 1872 les Drs Tilbury-Fox et T. Farquhar sont chargés d'une nouvelle enquête qui est finie vers 1875 et de nouveau reprise et complétée par Van Dyk-Carter. Ce dernier, qui avait déjà étudié la lèpre en Norvège et présenté un rapport à ce sujet, incline à admettre la contagion et attribue une part moindre à l'hérédité grâce aux travaux d'un savant de ce pays.

Déjà en 1869 le Dr A. Hansen, de Bergen, avait entrevu des bactéries, il les avait retrouvées souvent depuis, et fut, par les découvertes de Klebs sur les bactéries, amené à les comparer à ces micro-organismes, mais plusieurs années s'écoulèrent avant qu'il se prononçât définitivement sur l'importance qu'il leur attribuait.

Encore en 1875 (1), dans un remarquable article sur l'étiologie de la lèpre où il explique la propagation de la maladie par la contagion, touche-t-il à peine à cette question des bacilles. C'est seulement quatre ans plus tard qu'il leur attribue un role pathogène.

Vers cette époque d'autres auteurs, parmi lesquels il faut nommer Neisser (2), reprennent les recherches de Hansen. Neisser en 1881 fait connaître ses premiers essais de coloration du bacille et se prononce également pour la spécifité du bacille, ainsi que pour la contagion aussi bien directe qu'indirecte.

Il serait injuste de ne pas citer un ouvrage publié vers cette époque par un homme étranger à la médecine mais non étranger à la lèpre (3). L'auteur, un missionnaire, avait été pendant de longues années attaché à des léproseries et en cette qualité acquis une grande expérience de la maladie et, comme son livre le prouve, une connaissance non moindre de tout ce qui a été publié à ce sujet. Son livre, qui est tout de bon sens, est une véritable plaidoirie en faveur de la contagion, dont il donne de nombreux exemples.

Ce qui est non moins intéressant, il attribue la cause de la maladie à un germe et la contagion à la transmission de ce germe. Cet ouvrage, vivement critiqué à son apparition, est défendu par la haute

---

(1) A. HANSEN. On the etiology of leprosy. *British and foreign med. and chirg. Review*, 1875.

A. HANSEN. *Arch. de Virchow*, 1880.

(2) NEISSER. *Arch. de Virchow*, vol. 84, 1881.

(3) UN MISSIONNAIRE, *ouvrage cité.*

autorité de M. Besnier (1) qui en même temps exprime toute sa confiance dans les découvertes de Hansen. Malgré ces travaux l'idée en faveur de la contagion a encore fait peu de progrès. Ainsi Cavasse (2), dans sa thèse soutenue ici même, attribue la principale cause de la lèpre à l'hérédité, en admettant toutefois qu'elle puisse naître spontanément dans certaines conditions et même résulter d'une inoculation. Malgré cela, il émet les desiderata suivants : « 1° qu'il « faut abolir en principe la séquestration ; 2° persuader aux habi- « tants des contrées où la lèpre est endémique que la lèpre n'est « nullement contagieuse pour que le malheureux lépreux ne soit pas « un objet d'épouvante », etc.. et plus loin : « qu'il faut leur démon- « trer clairement l'influence de l'hérédité et les édifier sur les « mesures à prendre surtout au point de vue du mariage à conclure ».

Au congrès internationnal de Copenhague 1884, la lèpre est le sujet de communications importantes. Tandis que Hansen et Neisser se déclarent d'accord et considèrent la lèpre comme une maladie spéci- fique contagieuse et non héréditaire, Zambaco d'autre part, qui a observé la lèpre en Orient, croit que cette maladie naît de mauvaises conditions hygiéniques.

Depuis ce moment la lèpre est à l'ordre du jour et les ouvrages se succèdent au point d'atteindre en nombre ce qui avait été écrit depuis le commencement du siècle. N'ayant pas la prétention de donner une monographie sur l'étiologie, je me contenterai de citer les discussions qui ont eu lieu à ce sujet à l'Académie de médecine ; en outre qu'elles résument tous les faits de quelque importance de la littérature d'alors, elles montrent les arguments qui ont été tirés.

En 1885, à la suite d'un rapport présenté par M. Constantin Paul sur un travail de M. Zambaco, dans lequel avec ce dernier il n'admet pas la contagion de la lèpre ; une discussion importante s'engage (3).

M. Vidal, qui s'était déjà déclaré nettement comme contagionniste, prit à la suite de cette discussion chaleureusement la défense de sa cause. Tâche d'autant plus ardue qu'il était seul contre les anti- contagionnistes MM. Hardy, Dujardin-Beaumetz et Le Roy de

(1) BESNIER. La lèpre est-elle contagieuse ? *Gazette hebdomadaire*, 1880.
(2) CAVASSE. *La lèpre aux Antilles et au Levant*. Thèse Paris, 1881.
(3) *Bull. de l'Acad. de méd.*, 1885, n°ˢ des 28 juillet, 13 et 20 octobre.

Méricourt. Tandis que comme toujours les adversaires de la contagion n'apportaient que des preuves négatives, M. Vidal citait plusieurs faits qui d'après lui ne s'expliquaient que par la contagion. Le fait capital est que M. Vidal sortait victorieux.

Encore la même année paraît un article de M. le Dr Brocq, mon maître. Dans ce travail M. Brocq (1) se demande : « Existe-t-il un fait, un seul fait prouvant que la lèpre peut être transmise de l'homme malade à l'homme sain ? Si ce fait positif existe et s'il ne donne pas prise à la critique la preuve de la possibilité de la transmission est acquise malgré tous les faits négatifs que l'on pourra amonceler. »

S'appuyant sur les cas les plus importants connus dans la littérature d'alors, il arrive à produire un dossier riche en faits positifs qui vraiment ne peuvent plus laisser aucun doute sur la transmissibilité de la maladie.

Peu après vient le traité de la lèpre de M. Leloir (2). Dans cet ouvrage, le plus important qui ait paru sur cette maladie, l'auteur incline pour la contagiosité de la lèpre, comme il ressort de ces phrases : « La doctrine de l'hérédité, fortement défendue par les médecins du moyen âge, par Danielsen et Bœck, etc... ne peut expliquer à elle seule la propagation de la lèpre. Je suis complètement à cet égard de l'avis de A. Hansen, Schilling, Drognat Landré, etc... » et plus loin il fait remarquer, pour qu'on ne se méprenne pas sur son opinion : « Je suis loin de nier l'influence héréditaire bien qu'elle ne soit pas encore démontrée d'une façon absolue, bien que sa démonstration reste même à faire, comme l'a dit Ernest Besnier, mais j'affirme que l'hérédité seule est absolument insuffisante pour expliquer la propagation de nombre de cas de lèpre, voire même la lèpre de famille. »

Cet ouvrage fut même le point de départ d'une communication importante à l'Académie de médecine de la part de M. Besnier, où ce dernier porta vraiment un coup mortel à la doctrine anti-contagionniste (3).

(1) Brocq. La lèpre doit-elle être considérée comme une affection contagieuse ? *Annales de dermat. et syph.*, 1885, p. 650 et 751.

(2) Leloir. *Loc. cit.*, p. 281 et 293.

(3) *Bull. de l'Acad. de méd.*, séance du 11 octobre 1887.

Après avoir fait connaître que la majorité des médecins de tous les pays commençaient à accepter la contagion, il réunit les objections qui ont été formulées contre elle et les réfute. Quant à l'hérédité, il dit au début du chapitre où il traite de cette question : « L'hérédité de la lèpre dont on croit pouvoir parler avec assurance n'a pas été étudiée comme elle doit l'être ; on l'accepte sur parole en bloc, sans pouvoir l'analyser, et surtout on en use largement comme d'un argument utile à la doctrine anti-contagionniste, alors que tout au contraire nul argument n'est plus apte à démontrer la contagiosité de la maladie.

En fait, la croyance de l'hérédité de la lèpre est traditionnelle parce qu'il est manifeste que les enfants de lépreux deviennent plus souvent lépreux que les enfants des individus non lépreux. Toutefois la fréquence du fait en lui-même a été exagérée et les bases statistiques d'après lesquelles on a voulu l'établir sont des plus faibles : Pourvu qu'il y ait quelques lépreux signalés dans la famille entière voilà un fait inscrit à l'actif de l'hérédité. » M. Besnier termine cet ouvrage en disant : « Il est certain que l'homme la transporte d'un lieu dans un autre attachée à lui, non au sol ; il est certain qu'on peut la contracter par hérédité, mais le péril héréditaire est infiniment moins grand qu'on ne le croit encore et l'on peut aujourd'hui protester hautement contre la fatalité héréditaire dans laquelle on a jusqu'à présent enfermé les lépreux. »

Comme les études de M. Vidal et Brocq déjà citées, cette communication de M. Besnier est des plus riches en documents provenant du monde entier. Grâce à ces travaux et aux preuves qu'ils contiennent, la contagion de la lèpre avait remporté un véritable triomphe qui devait provoquer de nouvelles attaques de la part de ses adversaires.

C'est ce qui a lieu à l'Académie de médecine en 1888, année fertile en discussions du plus haut intérêt (1). M. Le Roy de Méricourt répond par une importante communication à celle de M. Besnier; il y produit plusieurs témoignages de médecins ne croyant pas à la contagion et cite le rapport présenté à la suite d'une nouvelle enquête faite par le « Royal College of physicians » en Angleterre où il est dit :

____

(1) *Bull. de l'Acad. de med.*, séances des 12, 22, 29 mai, 19 et 26 juin 1888.

« La commission est d'avis que la lèpre n'est pas contagieuse dans le sens proprement dit, mais si elle l'est ce n'est qu'à un faible degré et dans des circonstances exceptionnelles. » Comme ce rapport M. Le Roy de Méricourt finit pourtant par faire certaines réserves sur la contagion.

Dans les discussions qui s'engagent à la suite, prennent part MM. Besnier, Leloir, Vidal et Cornil contre M. Le Roy de Méricourt et M. Hardy, c'est dire combien de progrès avait fait la question de la contagion dans cette assemblée seule depuis la discussion de 1885. L'intervention de M. Cornil est surtout intéressante. Il définit d'abord la contagion comme le passage de la maladie d'un individu malade à l'homme sain, par les différents modes de transmission (contact, inoculation, scarification par plaies, par injections hypodermiques, par inhalation et par ingestion), puis fait remarquer qu'il faut des conditions spéciales de réceptivité pour qu'elle puisse s'effectuer. Après avoir constaté que le bacille de Hansen existe dans presque tous les cas de lèpre, M. Cornil croit qu'avec les notions actuelles sur les maladies microbiennes il est impossible d'admettre que les bacilles ne soient pas pathogènes.

En matière de conclusion, il fait ressortir l'avantage qu'il y a dans cette nouvelle manière de voir. « Dans les conceptions nouvelles, les effets attribués naguère à l'hérédité passent pour une grande part à l'actif de la contagion. Cela vaut mieux, Messieurs, car il est plus consolant de penser qu'on pourra barrer le chemin à l'entrée de l'ennemi que de se croiser les bras dans la croyance à ce fatalisme héréditaire.

M. Cornil donne enfin des observations de contagion recueillies par MM. Moriez et Chantemesse (1). Ces observations sont d'au-

---

(1) Voici résumées les observations de MM. CHANTEMESSE et MORIEZ que M. Cornil a communiquées dans la séance de l'*Acad. de méd.* du 19 juin 1888 :

OBS. 1. — Une femme de parents sains jusqu'à la deuxième génération est mise en nourrice chez une femme lépreuse. Elle-même est devenue lépreuse à un âge avancé.

OBS. 2. — Une famille sans antécédents, composée du père, de la mère et de 5 enfants, devient lépreuse après avoir eu des rapports quotidiens avec des lépreux.

OBS. 3. — Mlle K..., d'une famille lépreuse, quitte sa famille à l'âge de 12 ans et se place comme domestique à Nice. A l'âge de 22 ans, absolument saine, elle se marie avec un homme robuste et sain. Quand la lèpre a éclaté chez son père elle avait 19 ans. A l'âge de 27 ans, la lèpre apparaît chez elle et elle meurt à 30 ans.

tant plus curieuses qu'elles proviennent de la France même, du département des Alpes-Maritimes ; une d'elles a même trait à une véritable petite épidémie.

A la séance du 28 novembre 1888, M. Le Roy de Méricourt annonce à l'Académie que l'inoculation de la lèpre faite par Arning sur le condamné à mort Kéanu aux îles Sandwich, le 5 novembre 1885, avait été suivie de succès constaté par les médecins le 25 septembre 1888. M. Le Roy de Méricourt qui dans ses discussions, entre autres faits, s'était toujours basé sur le résultat négatif de cette inoculation, ne pouvait que se rendre à l'évidence.

A propos de cette discussion, comme à la suite de celle qui avait eu lieu en 1885, M. Brocq a encore fait un travail des plus intéressants (1). Dans la première partie, il résume les discussions et signale les principaux arguments avancés des deux côtés ; dans la seconde, il donne ses impressions personnelles puis montre qu'aucune des preuves des contagionnistes n'a été réfutée. « On a biaisé notre argumentation, elle n'a jamais été abordée de front. » (Brocq).

C'est ici la place de citer les arguments (2) apportés à l'appui de la contagion. Ils sont tous de date récente.

M. Brocq dans son premier travail à la suite de la discussion en 1885, a classé les arguments des contagionnistes en :

Faits isolés de contagion.

Petites épidémies récentes.

Épidémies insulaires récentes.

Évolution des grandes épidémies de la lèpre.

Son mari à son tour devient lépreux un an après sa mort et meurt trois ans plus tard.

OBS. 4. — Le village de Tournette avait été respecté par la lèpre jusqu'en 1815. — « A cette époque, une famille Mas... prend un domestique atteint de lèpre. Autour de ce malade la contagion frappa peu à peu 9 personnes. Le ménage Mas..., mari et femme, fut atteint le premier, puis ce fut le tour de la famille Gar... qui avait avec la précédente de fréquents rapports. Un cousin des Gar... qui vivait avec eux fut contagionné ainsi que sa femme. Ses 3 enfants vivent encore à Tournette et sont lépreux.

Un de ces derniers, après avoir habité longtemps dans une bergerie, fit cadeau d'une cabane où il couchait à un enfant assisté, berger de profession, issu d'une famille saine. Ce berger coucha longtemps dans la cabane et il est actuellement lépreux. »

(1) BROCQ. *Annales de dermat. et syph.*, 1888, p. 536 et 648.

(2) Pour la bibliographie des nombreux faits invoqués voir les communications de MM. VIDAL et BESNIER et les deux articles de M. BROCQ déjà cités.

Il serait impossible de donner un chiffre approximatif des cas de la première catégorie, mais la littérature en abonde. Je ne citerai que pour mémoire le cas devenu classique du Dr Hawtrey Benzon de Dublin, parce que ce cas est à l'abri de toute critique.

Les petites épidémies qui ont été invoquées sont celles : du *Cap Breton* (Canada), de la *Louisiane* et de la *province d'Alicante* (Espagne) auxquelles on pourrait ajouter *une toute récente* observée par le Dr A. Reissner à Riga (1), enfin celle de la *colonie du Cap* où le nombre des malades a presque doublé depuis 1891 (2).

(1) A. Reissner. Ein Beitrag zur Kontagiosität der Lepra nach Beobachtungen im St-Nikolaï-armenhause und russischen Armenhause zu Riga. *Monatshefte für prakt. Dermat.*, 1894, vol. XVIII, p. 157.

(2) « La commission nommée par le gouvernement pour étudier la question de la lèpre dans la colonie du Cap, vient de déposer son rapport, qui présente de l'intérêt au double point de vue de la statistique et de la théorie de la contagiosité de cette affection. C'est ainsi que, d'après le recensement de 1891, le nombre total des lépreux était, au Cap, de 625 (366 hommes et 259 femmes), soit une proportion de 4.77 pour 10,000 habitants. Sur ce nombre, 532 malades étaient nés dans la colonie même, 41 dans les autres contrées de l'Afrique, 1 en Asie, et 51 étaient des Européens ou appartenaient à la race blanche. Parmi ces derniers, 4 sujets, qui n'étaient pas originaires du Cap, ne furent atteints de la lèpre qu'après leur arrivée dans le sud de l'Afrique. Depuis 1891, la maladie a pris une extension remarquable, puisque, de 625 qu'il était alors, le nombre des lépreux s'élevait, au mois de janvier dernier, à 1,177.

En ce qui concerne la fréquence de l'affection, c'est chez les Hottentots qu'on la rencontre le plus souvent ; viennent ensuite les races mixtes, puis les Malais et, enfin, les Cafres et les Européens.

La commission estime que seule la théorie de la contagiosité de la lèpre est capable d'expliquer d'une façon satisfaisante soit l'augmentation, soit la diminution des cas de lèpre suivant les différentes époques. D'ailleurs, la manière de vivre des habitants de l'Afrique du Sud facilite considérablement la propagation de la maladie.

Quant à la dissémination de la lèpre par la vaccination, aucun fait de ce genre n'a été porté à la connaissance des membres de la commission ; toutefois il est bon de se rappeler que l'affection est beaucoup plus fréquente parmi les races indigènes, généralement opposées à la vaccination, que chez les Européens.

Pour ce qui est de la transmission héréditaire, les rapports officiels la nient ou tout au moins disent qu'elle ne peut être invoquée que d'une façon absolument exceptionnelle.

Enfin, la commission est convaincue qu'il n'existe pas de traitement efficace de la lèpre. Ce qu'il faut réaliser avant tout, c'est l'isolement des malades, mais en modifiant le système actuellement en vigueur ; en outre, la notification des cas de lèpre devrait être obligatoire pour le propriétaire et pour le locataire d'une maison dans laquelle il y a un lépreux, ainsi que pour le médecin chargé de soigner le malade. » *Semaine médicale*, 1895, p. 324.

Voici en résumé les faits observés par le Dr Reissner. Les provinces baltiques de la Russie où la lèpre est endémique ont aussi des léproseries. Dans une de ces dernières, celle de Riga, on recevait en 1892, une lépreuse provenant de l'hospice Saint-Nikolaï de la même ville. Quelques mois après une nouvelle malade fut reçue du même hospice et une troisième au mois de mars 1893 ; elle aussi provenait de l'hospice en question.

Ces faits ont suggéré au Dr Reissner, médecin de la léproserie de Riga, l'idée de faire une enquête dans l'hospice qui avait envoyé ces lépreux. En examinant tous les hospitalisés, au nombre de 200, il trouva encore 5 cas de lèpre, tous dans la division des femmes. Ce qui fait avec les 3 autres cas un ensemble de 8, se divisant en 2 groupes de 3 et de 5, pour chacun desquels on peut faire remonter l'origine de la maladie à deux malades, qui avaient importé la lèpre à l'hospice. A la suite de cette trouvaille, Reissner fut amené à examiner les autres hospices. A l'hospice russe, il trouva 10 cas auxquels il faut en ajouter 2 qui étaient déjà venus à la léproserie et 1 qui était mort, avant l'ouverture de celle-ci en 1881 ; enfin une malade qui ne se trouvait à l'hospice que depuis une année.

Dans ces 22 cas, la maladie parut 9 fois chez le voisin de lit, 5 fois après une fréquentation intime de plusieurs années, seulement 4 fois la maladie pouvait être expliquée par de fréquents contacts occasionnels avec les autres lépreux de l'établissement ; et 4 fois la maladie a été importée du dehors. Le Dr Reissner fait remarquer que chez aucun des malades il n'y avait d'antécédents héréditaires. A ces cas il y aurait lieu d'ajouter 6 malades trouvés à l'asile des pauvres, 2 à la maison des forçats et 1 dans un autre hospice (1).

Les épidémies insulaires récentes sont, en dehors de celles des *îles Sandwich* et de l'*île Maurice*, celle de la *Nouvelle-Calédonie* que Mac Auliffe (2) a invoquée dans sa thèse d'après ce qui en était connu alors. Le Dr Grall (3) a dernièrement fait paraître un travail dans

(1) Ces derniers 9 cas se trouvent seulement cités dans une communication du Dr REISSNER à un congrès des médecins Livlandais à Jurjew. In *St-Petersburg. med. Wochenschrift*, 1894, n° 52, p. 493.

(2) MAC AULIFFE. *Études sur la contagiosité, la prophylaxie et le traitement de la lèpre*. Thèse de Lyon, 1891.

(3) GRALL. Contribution à l'étude de la contagiosité de la lèpre, apparition de

lequel il refait l'historique de la maladie dans cette île et montre les progrès qu'elle y a fait en ces derniers temps. L'*Europe même a eu une véritable épidémie* (1) de cette catégorie observée par Lock à l'île d'Œsel dans la Baltique.

Par l'évolution des grandes épidémies enfin on entend la marche de la lèpre à travers les âges, ou autrement dit son extension dans le monde à la faveur des grands mouvements de population. Cette

cette maladie en Nouvelle-Calédonie. *Arch. de méd. nav.*, 1894, tome 62, pages 161-188, 288-307 et 344-353.

Dans ce travail, Grall remonte à l'origine de la maladie dans le groupe indigène, qui commencerait avec l'année 1865 où deux cas se sont montrés à Manghim et à Galim, causés par un marchand chinois atteint de lèpre. Les tribus de la côte ouest sont les plus infectées après. C'est surtout l'insurrection de 1878 qui a contribué à la dissémination de la maladie. Les tribus de la côte ouest sont détruites et dispersées semant partout la lèpre. De 1886 à 1889 une autre grande poussée se fait ; à la suite de celle-ci, Grall est chargé d'une enquête dans laquelle il examine 1,600 canaques et en trouve 260 atteints de lèpre avérée et 80 suspects. Il donne plus loin la description de l'importation de la lèpre aux îles avoisinantes. A l'île des *Pins* la lèpre a été importée par les déportés de la révolte de 1878 et a même envahi les tribus autochtones. Aux îles *Loyalty* la lèpre existe également depuis peu de temps ; ainsi à l'île de *Lifou*, de ce groupe, la maladie semble importée de la Nouvelle-Calédonie ; à l'île de *Maré*, également du même groupe, le premier cas de lèpre aurait été observé sur un catéchiste protestant d'origine canaque qui aurait pris sa maladie dans la Guinée où il a habité plusieurs années. Grall passe à la description de la transmission de la lèpre aux Européens, tandis que, en 1889, 6 cas étaient seulement connus, 3 ans plus tard les chiffres sont les suivants :

Colons et fonctionnaires adultes		9
Enfants d'Européens ou métis d'Européens		6
Libérés	cas antérieurs à 1890	4
	cas postérieurs à 1890	7
Transportés	cas antérieurs à 1890	1
	cas postérieurs	13
	Total	40

Il est encore digne de remarque que Grall considère ces chiffres au-dessous de la vérité.

(1) A l'île d'Œsel dans la Baltique, Hellat a trouvé il y a 7 ans 25 lépreux.

Lock, pendant l'été 1894, y en a encore trouvé 28, quoique pendant les trois dernières années 35 lépreux de cette île avaient été internés à la léproserie de Nennal.

Parmi ces derniers 9 sont morts et 6 ont été renvoyés de nouveau de l'hôpital, de sorte qu'il y en reste encore 22 de cette provenance.

Le Dr Dehio qui a communiqué ces faits dit : « Même si nous supposons que quelques lépreux ont échappé à Hellat, ces chiffres montrent tout de même que depuis le recensement de Hellat le nombre des lépreux a du moins doublé à l'île d'Œsel. »

Rechenschaftsbericht der Gesellschaft zur Bekämpfung der Lepra in Liv. und Estland f. d. Jahr 1894. *Saint-Petersbury Med. Wochenschrift*, nº 11, p. 101, 1895.

question étant plutôt du ressort de l'histoire générale de la lèpre et étant des plus vastes, il serait inutile d'essayer d'en donner un aperçu dans ce travail.

M. Besnier a d'autre part (1) rangé les arguments invoqués par les adversaires de la contagion sous cinq chefs que voici :

I. — La lèpre n'a pu être inoculée aux animaux.

II. — Les inoculations pratiquées sur l'homme n'ont pas abouti.

III. — Les conjoints restent souvent unis de longues années, l'un lépreux, l'autre sain.

IV. — Les médecins, gardes-malades, etc., ne prennent pas la lèpre des patients qu'ils soignent.

V. — Les lépreux venus dans les grands centres de population Paris, à l'hôpital Saint-Louis en particulier, n'ont jamais transmis la lèpre, ni créé de foyers lépreux.

Comme le dit M. Besnier (*eod. loc.*) à propos de la *première* « *objection :* on voudra bien se rappeler que la syphilis est dans le « même cas et cela suffit pour mettre l'argument à néant ».

La *deuxième objection* qui a trait à l'inoculation de la maladie à l'homme, est certainement controuvée. Sans parler de l'inoculation déjà citée par Arning sur le condamné Kéanu parce que son auteur même ne lui attribue plus que peu d'importance, il reste encore d'autres cas, tels celui rapporté dans le premier travail de M. Brocq (2) et observé par Saxe ; un cas identique de Hildebrand (3) cité par Mac Auliff d'après la thèse de Hahn, de

(1) BESNIER. Communication lue à *l'Acad. de méd.*, séance du 11 octobre 1887.

« (2) *Cas X.* — Le Dʳ Saxe, président de la Société médicale de l'État de Cali-« fornie, en rendant compte d'une visite récente qu'il venait de faire aux îles Sand-« wich, dit qu'il ne pouvait plus conserver le moindre doute sur l'inoculabilité de « la lèpre. Il cite en effet le cas d'un fils de médecin chez lequel cette affection se « développa après qu'il se fut piqué la jambe avec une épingle qu'un jeune lépreux « indigène venait de tourner et retourner dans une plaque anesthésique de sa « propre jambe. »
D'après BROCQ. *Annales de dermat. et de syph.*, 1885, p. 657.

(3) « A Bornéo un jeune garçon européen avait l'habitude de jouer avec un enfant de couleur, atteint de lèpre. Un jour celui-ci enfonça la pointe de son couteau dans une partie anesthésiée de son corps. Opération qui fut aussitôt répétée par son camarade avec le même couteau. Quelque temps après, l'Européen partait pour la Hollande, y atteignait sa maturité et au bout de dix-neuf ans revenait à Bornéo en pleine atteinte de lèpre. Cas de Hildebrand cité par MAC AULIFFE, *loc. cit.*

Strasbourg. Enfin un cas signalé tout récemment par Coffin (1).

La *troisième objection* que les conjoints restent souvent unis de nombreuses années l'un lépreux, l'autre sain, pèche déjà par la restriction que le mot « souvent » établit.

C'est un argument négatif. Il suffit en effet que les conjoints deviennent lépreux parfois pour en détruire toute sa valeur. La littérature en contient de nombreux exemples, les observations de MM. Moriez et Chantemesse en contiennent un cas. J'ajouterai que les observations de l'Islande à la fin de ce livre en contiennent quelques exemples.

Quatrième objection. — Les médecins et ceux qui soignent les lépreux ne prennent pas la lèpre. Le cas du Père Damien, mort en soignant les lépreux de l'île Sandwich, est des plus célèbres et l'émotion causée par sa mort a même été le point de départ de la fondation en 1890 d'une société importante en Angleterre dont le but est de lutter contre la lèpre. Je rappellerai encore le cas de Godard et celui des époux de Dekigalla déjà cité. En dehors de ces cas il serait facile de dresser une liste imposante de ces victimes de leur dévouement. Il faut en plus dire que ceux qui s'occupent des lépreux prennent toujours certains soins de propreté, de sorte qu'on peut s'expliquer la rareté relative de ces cas de contagion.

La *cinquième objection* : « Les malades lépreux venus dans les grands centres de population, à Paris, à l'hôpital Saint-Louis, n'ont jamais transmis la lèpre, ni créé en France de foyer lépreux. » Il suffit de savoir que s'ils ne l'ont pas fait à Paris ou dans d'autres grandes villes, ils l'ont fait ailleurs comme à Riga. En plus, il est impossible de comparer les malades des hôpitaux d'une grande ville avec des malades qui vivent dans les conditions les plus misérables. Malgré l'absence d'isolement dans les hôpitaux les malades ne

(1) « Un détenu est envoyé d'office à la léproserie pour servir d'infirmier, ainsi que cela se fait assez communément. Son temps fini et sur le point d'être renvoyé en prison, il a l'idée de s'inoculer le mal afin de rester à l'établissement, et il se pique à l'avant-bras droit avec un instrument qu'il avait au préalable passé sur des ulcères de malades. Renvoyé néanmoins de la léproserie, il y revient deux ans après avec une lèpre tuberculeuse qui avait débuté sur le bras, au point même d'inoculation. Six mois plus tard il avait le type léonin bien accentué ; il est mort récemment de cette affection. »

Dr Coffin. Étude de la lèpre aux îles Maurice et de la Réunion, *Journ. des malad. cutan. et syph.*, 2ᵉ série, tome VII, 1895, p. 351.

se trouvent jamais dans une promiscuité semblable à celle qui existe dans la plupart des pays lépreux. Quant aux lépreux qui viennent dans les grandes villes pour se faire soigner, ils vivent plus ou moins isolés ou cachés, convaincus comme ils le sont en grande partie de la contagion de cette maladie par leur triste cas.

J'ai déjà donné les objections qu'on à invoquées pour l'hérédité, il resterait encore un dernier argument, « l'origine spontanée de la lèpre, » autrement dit les cas de lèpre nostras ou autochtone, qui souvent ont été invoqués dans ces dix dernières années contre la contagion. Ici encore je ne puis mieux faire que de citer les paroles si autorisées de M. B e s n i e r (1) : « La lèpre ne fait pas exception à la loi de la non-génération spontanée ; elle ne se crée pas elle-même, et il n'y a pas plus de lèpre spontanée qu'il n'y a de variole ou de syphilis spontanée. C'est en vain qu'on la cherche en dehors de ses foyers, et c'est sur un diagnostic défectueux ou sur une enquête incomplète que reposent les observations de lèpre dite « nostras ».

Des cas de lèpre authentiques, c'est-à-dire où le diagnostic a été confirmé par la recherche du bacille, ont bien été constatés là où toute contagion paraissait impossible. Mais il faut se rappeler d'une part la longue incubation de la maladie, qui peut être un obstacle insurmontable pour l'investigation, surtout dans un pays indemne de lèpre ; d'autre part, il semble difficile d'affirmer de nos jours (vu les communications étendues) que telle ou telle personne n'a jamais été en contact avec des lépreux.

Comme on le voit, la lèpre est depuis un certain nombre d'années entrée dans une période scientifique grâce aux travaux de A. H a n s e n. Depuis, on s'est occupé de plus en plus de cette maladie, et actuellement elle est l'objet d'une sollicitude spéciale de chercheurs du monde entier. Depuis quelques années la lèpre est signalée dans beaucoup de pays d'Europe et dans le nouveau monde dans des régions où la maladie était ignorée. La lèpre en Europe (2) a même fait le sujet

(1) BESNIER. *Loc. cit.*

(2) *Deuxième congrès international de dermatologie de Vienne,* 1891. Communication de ARNING. La diffusion actuelle de la lèpre en Europe. Communication de FALCAO sur la lèpre au Portugal. Communication de KALINDERO sur la lèpre dans la péninsule des Balkans. Communication de NEUMANN sur la lèpre en Bosnie. Résumé in *Annales de dermat. et syph.,* 1892.

d'intéressantes communications au dernier congrès de dermatologie de Vienne en 1891.

La chose importante à retenir est que la contagiosité de la lèpre, qui n'avait que de rares défenseurs avant les travaux de Hansen (1), a depuis réuni pour elle la majorité des suffrages de sorte qu'on la considère comme démontrée. Le nombre de ceux qui admettent le rôle de l'hérédité à côté de la contagion est pourtant grand encore. Parmi les observateurs qui attribuent un effet prépondérant à l'hérédité dans la transmission de la maladie, il faut citer M. Zambaco (2) dont l'opinion mérite mention à cause du grand nombre de lépreux qu'il a observés ; encore est-il curieux de faire remarquer qu'un autre auteur, v. Düring (3), qui a vu en Turquie 120 lépreux dont la majorité avait été observés par Zambaco, dit : « que sa conviction de la contagiosité de la lèpre en a été consolidée ». Beaven Rake, médecin de la léproserie de la Trinidad, dans un important travail arrive aux conclusions dont voici un résumé :

1. La lèpre est probablement due au bacille. Théoriquement il faut admettre l'inoculation.

2. L'inoculation expérimentale à l'homme est douteuse. (Il a essayé, comme Zambaco et d'autres, d'inoculer la lèpre tubéreuse sur des malades atteints de lèpre anesthésique.)

3. La transmission par vaccination n'a pas été prouvée.

4. Tandis que l'expérience admet une transmission de l'homme malade à l'homme sain, elle doit être extrêmement rare et dans des conditions exceptionnelles.

5. La lèpre a constamment diminué dans beaucoup de pays sans mesures spéciales, tandis qu'ailleurs elle a augmenté en dépit de l'isolement.

(1) HANSEN, en plus de ses nombreux travaux, a fait un voyage en Amérique en 1888 pour étudier le sort des lépreux norvégiens émigrés dans cette contrée. Sur 160 émigrés il n'a trouvé que 17 survivants. De tous les descendants des lépreux pas un seul n'est devenu lépreux. Ce qu'il considère non sans raison comme une preuve de la non existence de l'hérédité. Il croit, d'autre part, que la contagion ne s'effectue pas en Amérique grâce aux bonnes conditions hygiéniques que les lépreux y trouvent. *Arch. de Virchow*, 1888, vol. 114.

HANSEN dit ailleurs que deux cas de contagion se sont produits en Amérique et fait remarquer à ce propos que la lèpre n'y a pas perdu de sa virulence. *Arch. de Virchow*, 1890, vol. 120.

(2) ZAMBACO. *Voyage chez les lépreux*, Paris, 1891. *Semaine médicale*, 1893, p. 289.

(3) V. DÜRING. Lepra und die Frage ihrer Kontagiosität nach Beobachtungen Konstantinopel. *Monatshft. f. prakt. Dermatologie*, 1893, vol. XVI, p. 255

6. L'émigration des lépreux en pays indemnes n'a pas provoqué une extension appréciable de la maladie.

7. Au point de vue pratique, la lèpre doit être considérée comme aussi peu dangereuse que la tuberculose, et ne demandant pas de précautions plus grandes au point de vue de la dissémination.

Ces conclusions sont d'autant plus curieuses que quelques-unes des preuves, surtout celles (1) invoquées en faveur de la cinquième conclusion, sont peu probantes pour ne pas dire défectueuses.

Pour terminer, je citerai l'opinion de l'anglais W. Tebb (2) qui contient une nouvelle explication de la recrudescence de la lèpre dans la plupart des pays où elle est signalée. Pour lui l'augmentation de la lèpre depuis un demi-siècle aux îles Sandwich, dans les Antilles, les États-Unis de Colombie, les colonies Britanniques de l'Afrique du Sud ainsi qu'à la Nouvelle-Calédonie, a suivi pas à pas l'introduction

(1) Voici quelques-uns des faits qu'invoque B. Rake, le premier surtout a un double intérêt ici parce qu'il concerne l'Islande :

« 1° M. Jeaffreson qui a visité l'Islande en 1892 communique, sur l'autorité du
« Dr Schierbeck (d'Islande), qu'il y avait 148 lépreux en Islande en 1806 et environ
« 35 en 1892. Il fait savoir aussi que la proportion de ceux qui sont morts de
« lèpre en 1768 était de 73 par 1,000, tandis qu'en 1868 elle était de 15,7 pour 1,000.
« *Il paraîtrait donc que la lèpre est près de s'éteindre en Islande en dépit d'une*
« *absence complète d'isolement.* »

2° Il cite l'exemple de l'Inde où la lèpre aurait dû augmenter si elle était très contagieuse.

En 1881 il y avait 131,600 lépreux.
En 1891 — 127,056 lépreux.
La lèpre y a donc diminué de 4,604 malades.

Il semble pourtant que voilà juste une preuve de l'influence des mesures prises, car il est certain que pendant ces dix ans beaucoup a dû être fait pour les lépreux aux Indes.

3° Il en est de même pour B. R. à la Trinidad où les lépreux n'ont pas augmenté proportionnellement à la population.

En 1813 il y avait 73 lépreux
En 1815 — 77 sur une population de 32,000 habitants
En 1890 — 414 cas, dont 210 internés.

L'année après la population entière fut trouvée être de 200,028 habitants.

Il semble permis de dire que l'isolement des lépreux ne doit pas être étranger à cette diminution relative.

D'un autre côté, la moitié des lépreux étant seulement isolée la contagion peut encore faire son œuvre.

Beaven Rake. The question of the communicability of leprosy *Med. Rec. New-York*, 1893 vol. 44, p. 705.

(2) W. Tebb. The recrudescence of leprosy and its causation: *Med. Rec. New-York*, 1893, vol. 44.

E.   4

de la vaccination. Il accuse cette dernière d'être le grand propagateur de cette maladie.

Heureusement pour la vaccination, si cette nouvelle explication a pour elle au premier abord une apparence de probabilité, les preuves sont loin d'être faites.

Si en effet, le cas de Gairdner (1) permet de supposer que la lèpre puisse être transmise par cette voie, Arning de son côté n'a trouvé le bacille que quelquefois dans la lymphe des pustules de vaccine et sur des malades atteints de lèpre tubéreuse seulement. Jamais, malgré de nombreuses recherches, le bacille n'a été trouvé dans la lymphe vaccinale sur des malades atteints de la lèpre anesthésique.

Je donnerai après cet exposé les détails des renseignements étiolo-giques fournis par les observations des lépreux islandais. Ces rensei-gnements sont divisés en trois catégories:

1° Ceux où il y a de la lèpre chez les ascendants directs : père, mère, grand-père, grand'mère, etc.

2° Ceux qui ont d'autres parents lépreux, comme frères, sœurs, ou des parents plus éloignés.

3° Ceux où les deux conjoints sont lépreux.

4° Ceux où il y a des renseignements sur des fréquentations anté-rieures avec des lépreux ou dans lesquels la contagion est possible, sans antécédents et sans parents lépreux.

I. — HOMMES

Ascendants lépreux : père, mère, etc.

Obs. 2°. — Age, 31 ans. — Son père vit et est atteint de lèpre tubéreuse (voir obs. 10). Est lépreux lui-même depuis deux ans.

Obs. 3. — Age, 43 ans. — Lèpre chez les ascendants en remontant cinq générations d'après les registres de la famille. Le père est mort de lèpre tubéreuse il y a quinze ans. Est lépreux depuis plus de huit ans.

Obs. 13. — Age, 46 ans. — Il y a trois générations, plusieurs lépreux chez les ascendants. Malade depuis vingt et un à vingt-trois ans.

Obs. 17. — Age, 30 ans. — Père mort de lèpre tubéreuse il y a vingt ans. Quinze ans après la mort du père, il devint lépreux, il avait alors 15 ans.

Obs. 24°. — Age, 32 ans. — Mère morte de lèpre tubéreuse il y a neuf

(1) Cas de GAIRDNER. Voir deuxième travail cité de M. BROCQ.

ans, après deux années de maladie. Lui-même est lépreux depuis huit ou neuf ans.

Obs. 28°. — Age, 18 ans. — Père mort de lèpre tubéreuse il y a douze ans après deux années de maladie. Une sœur lépreuse (voir obs. 31). Sa lèpre date de dix ans, c'est-à-dire elle parut deux ans après la mort du père.

Obs. 35. — Age, 21 ans. — Père mort de lèpre tubéreuse il y a onze ans après deux années de maladie. Lépreux depuis un an et demi.

Obs. 42. — Age, 41 ans. — Père mort de la lèpre il y a quarante ans, n'est lépreux que depuis quelques mois.

Obs. 44°. — Age, 37 ans. — La mère, âgée de 71 ans, est atteinte de lèpre tubéreuse depuis neuf ans. Une sœur du malade est morte il y a cinq ans de lèpre tubéreuse après deux années de maladie. Lui-même enfin est lépreux depuis quatre ans.

Obs. 48. — Age, 64 ans. — Père mort de lèpre anesthésique il y a soixante ans. Le malade est seulement lépreux depuis six ans.

Obs. 56. — Age, 11 ans. — Père lépreux depuis huit ans (obs. 55). Mère lépreuse depuis cinq à six ans (obs. 54). Le malade a couché les deux premières années de sa vie avec ses parents. A l'âge de 8 ans les premières macules apparurent.

Obs. 58°. — Age, 45 ans. — Le grand-père maternel est mort de lèpre. Un frère âgé d'une année de plus que le malade est mort il y a douze ans de rougeole et était atteint de lèpre tubéreuse depuis quatre ans. Enfin un demi-frère (fils du même père) est mort il y a dix-sept ans de lèpre tubéreuse après huit années de maladie. Le début de la lèpre chez notre malade remonte à cinq ans.

Obs. 62°. — Age, 29 ans. — Père qui était lépreux est mort il y a dix ans à l'âge de 60 ans. Voir les obs. 59, 60, 61 qui sont ses sœurs atteintes de lèpre depuis sept à dix ans. Lui-même est malade depuis neuf ans.

Obs. 74°. — Age, 9 ans. — Mère lépreuse depuis douze à treize ans (obs. 77). Le malade est atteint de lèpre maculeuse depuis plus d'une année.

Obs. 75°. — Age, 25 ans. — La mère est morte de lèpre il y a vingt-un ans. Un de ses frères est mort de la même maladie il y a sept ans, âgé de 28 ans, la maladie avait durée quatre ans. Chez le malade la lèpre a débuté il y a trois ans.

Obs. 96°. — Age, 58 ans. — Père lépreux mort deux ans après la naissance du malade. Sa femme est morte il y a quatorze ans après huit à neuf années de lèpre. Lui-même devint lépreux après la mort de sa femme.

Obs. 102°. — Age, 28 ans. — Père mort de lèpre il y a huit ans. La mère (voir obs. 25) est lépreuse depuis neuf ans. Sa sœur est atteinte de la même maladie (voir l'obs. 25). Lui-même est lépreux depuis six ans.

Obs. 111. — Age, 22 ans. — Aïeul lépreux. Sa maladie a commencé il y a huit ans.

Obs. 113. — Age, 33 ans. — Grand-père devenu lépreux à un âge avancé. Est lépreux depuis quelques mois.

Obs. 115°. — Age, 47 ans. — Le père est mort de lèpre tubéreuse il y a quatorze ans. Le frère du malade est bien portant, mais avait quitté le père. Lui-même est toujours resté à la maison. La lèpre apparut chez lui très peu de temps après la mort du père.

Autres parents lépreux : frères, sœurs, etc.

Obs. 30. — Oncle mort de lèpre.

Obs. 40°. — Un frère est mort de lèpre mutilante à l'âge de 50 ans, après dix années de maladie. La mère dit que ce frère a probablement pris la maladie d'un lépreux avec lequel il voyageait et auquel il lui était arrivé souvent de partager le lit. Une tante est lépreuse depuis quarante-cinq ans (voir l'obs. 47). Le malade ignore sa maladie quoique ayant des signes non douteux.

Obs. 55°. — Une sœur de sa grand'mère était lépreuse de même qu'une fille de celle-ci. Une sœur du malade est morte il y a quelques mois après quatre années de lèpre. Il y a vingt ans il aurait couché pendant un hiver avec un lépreux. Il est atteint de lèpre depuis huit années. Enfin sa femme (obs. 54) est devenue lépreuse depuis cinq à six ans et leur enfant (obs. 56).

Obs. 69. — A eu des cousins germains (du côté du père) lépreux, mais il ne les a jamais vus.

Obs. 78°. — Une demi-sœur du malade est morte de lèpre tubéreuse il y a sept ans et demi, après avoir été malade pendant le même laps de temps. Elle habitait dans le voisinage et le malade allait souvent la voir. Il y a cinq ans les premiers symptômes de la lèpre se sont montrés chez ce dernier.

Obs. 83. — A eu un oncle lépreux qui est mort avant la naissance du malade.

Obs. 88°. — A eu une sœur lépreuse (voir obs. 86). Il habitait la même ferme qu'elle, qui à ce moment était lépreuse depuis deux ans. Chez lui la lèpre a débuté il y a un peu plus d'un an.

Obs. 104. — A eu un cousin lépreux.

Obs. 105. — Avait un oncle lépreux. Il est marié avec la femme de l'obs. 119.

Conjoints lépreux.

Obs. 55. — Marié avec le n° 54.

Obs. 95. — Marié avec le n° 108, à qui il paraît avoir communiqué la lèpre.

Obs. 96. — Voir ce numéro dans la première catégorie.

Obs. 105°. — Marié avec le n° 119.

Obs. 114. — Marié avec le n° 86.

Renseignements sur contagion possible (sans antécédents hérédi-taires et sans parents lépreux).

Obs. 6°. — Il a fréquenté le malade (obs. 5) il y a vingt ans (pourtant pas intimement). Des nodosités ont paru il y a cinq ans.

Obs. 12°. — Le malade a fréquenté beaucoup de lépreux. Il est lépreux depuis dix ans.

Obs. 27°. — A souvent donné l'hospitalité à des lépreux en sa qualité de plus riche paysan de la région. La lèpre a débuté chez lui il y a dix ans.

Obs. 32°. — A habité pendant deux ans une ferme où il y avait un lépreux. La maladie apparut pendant son séjour à cette ferme.

Obs. 49°. — Il y a quinze ans il servit durant un été en compagnie d'un lépreux. Depuis deux ans il est lépreux lui-même.

Obs. 67°. — A logé une lépreuse chez lui. Elle a quitté son domicile il y a quatorze ans; trois années après son départ il devient lépreux.

Obs. 71°. — Il y a vingt ans il servait dans une ferme où un lépreux fréquentait. Ce dernier y est mort dans un lit près de celui du malade. La lèpre paraît remonter à cinq ans.

Obs. 76. — Il s'est souvent trouvé avec une femme qui était lépreuse avant lui; il est marié avec une fille du n° 73. Le début de sa lèpre remonte à neuf ans.

Obs. 80°. — A vécu pendant deux ans sous le même toit que sa belle-sœur qu'on ne savait pas malade alors. Elle est devenue lépreuse plus tard. Sa femme enfin a eu un frère mort de la lèpre il y a deux ans et une sœur actuellement lépreuse (voir obs. 87). Lui-même est lépreux depuis trois ans.

Obs. 82°. — Il y a quatre ans il a gardé pendant un an un lépreux. L'hiver dernier, c'est-à-dire il y a six mois, la lèpre apparut chez lui.

Obs. 89. — Est d'une région où il y a de nombreux lépreux. Encore cet hiver il y est mort un malade avec des ulcérations terribles. Est lépreux depuis quatorze ans.

Obs. 94. — Il dit bien avoir vu des lépreux, mais n'avoir jamais vécu avec eux.

Obs. 98°. — A servi pendant six mois avec un lépreux, il y a de cela cinq ans. Ils mangeaient à la même table et couchaient dans le même lit. Deux ans après, la lèpre apparut chez lui.

Obs. 99°. — A couché à l'âge de 10 ans pendant six mois auprès d'une femme qu'on ne savait pas lépreuse. Deux ans après la lèpre apparut chez elle (obs. 86). A peu près à la même époque la maladie se déclara chez l'enfant.

Obs. 100. — A quelquefois vu un lépreux.

II. — FEMMES

Ascendants lépreux : père, mère, etc.

Obs. 18°. — Age, 42 ans. — Père mort de lèpre tubéreuse il y a dix-sept à dix-huit ans, après cinq ou six ans de maladie. Une sœur lépreuse est morte pendant l'épidémie d'influenza 1894. Elle-même est atteinte de lèpre depuis trois ans.

Obs. 25°. — Age, 31 ans. — Grand-père et père morts de lèpre. Le dernier avait été malade pendant huit ans. La mère, Tora Ormsdottir, est également lépreuse, elle est atteinte de la forme anesthésique depuis neuf ans. Deux de ses frères sont lépreux. Elle-même est atteinte de lèpre anesthésique depuis dix à onze ans.

Obs. 31°. — Age, 15 ans. — Père mort de lèpre il y a douze ans. Frère lépreux depuis dix ans (voir l'obs. 28). Elle-même est lépreuse depuis quatre ans.

Obs. 59°. — Age, 40 ans. — Le père est mort de lèpre tubéreuse il y a neuf à dix ans, âgé de 60 ans. Elle a un frère (obs. 62) et deux sœurs lépreuses (voir les obs. 60 et 61) (l'obs. 61 depuis dix ans). Deux sœurs sont bien portantes, mais il faut remarquer qu'elles ont été éloignées de la famille dès leur enfance. La malade (obs. 59) est lépreuse depuis sept ans.

Obs. 60°. — Age, 26 ans. — Sœur de l'obs. 59 et de l'obs. 61. Est lépreuse depuis sept ans.

Obs. 61°. — Age, 39 ans. — Sœur des 59 et 60. Est lépreuse depuis dix ans.

Obs. 72°. — Age, 30 ans. — Grand'mère maternelle morte de lèpre. Depuis plus d'une année la malade sert dans une maison où il y a une lépreuse. Elle couche dans la même chambre et à côté du lit de cette lépreuse. Il y a un an les premiers symptômes de la lèpre apparurent chez elle.

Obs. 77. — Age, 55 ans. — Mère serait morte de lèpre. Le début de sa maladie remonte à 23 ans.

Obs. 84°. — Age, 37 ans. — Grand'mère paternelle morte il y a neuf ans atteinte de lèpre. Elle n'avait pas d'ulcérations. Un frère de son mari est devenu lépreux récemment. La lèpre a débuté chez elle il y a deux ans.

Autres parents lépreux : frères, sœurs, oncles, etc.

Obs. 7. — Un frère est mort de lèpre il y a sept ans, après huit années de maladie. Ils n'étaient plus ensemble longtemps avant l'apparition de la lèpre de ce frère. Elle est lépreuse depuis sept ans.

Obs. 15. — Le frère de sa mère est mort il y a trente-cinq ans, c'est-à-dire cinq ans avant la naissance de la malade. Il était lépreux. La lèpre a débuté chez elle à l'âge de 15 ans.

Obs. 23°. — On dit d'un oncle qu'il était lépreux. La malade aurait eu à son service un lépreux pendant un an. Début de la maladie il y a trois ans.

Obs. 34°. — A une sœur lépreuse (voir l'obs. 38). Est lépreuse elle-même depuis quatre ans.

Obs. 38°. — Sœur de l'obs. 34. A l'âge de 20 ans, elle a séjourné dans une ferme où il venait des hôtes lépreux. Sa lèpre a débuté il y a quatre ans.

Obs. 37°. — A eu deux sœurs lépreuses, mortes respectivement il y a dix et trois ans. Elle est lépreuse depuis deux ans et raconte qu'elle embrassait ses sœurs malades.

Obs. 39. — Une sœur est morte il y a trois ans de lèpre, après trois années de maladie. Est atteinte de lèpre depuis douze ans. Elle croit l'avoir prise en voyage.

Obs. 43°. — Son demi-frère est mort, au domicile qu'elle habite, de lèpre tubéreuse, il y a un an. Il était âgé de 39 ans, sa maladie avait duré dix ans. Début de sa propre maladie, il y a à peine un an.

Obs. 45. — A eu deux frères lépreux morts respectivement il y a vingt et douze ans. Elle était la première atteinte. La maladie, dont le début remonte à trente-cinq ans, auraitparu à la suite d'un accouchement gémellaire compliqué par une mastite.

Obs. 68°. — Une sœur est morte il y a quarante ans de lèpre tubéreuse. Une demi-sœur est morte il y a trente-cinq ans de la même maladie. La malade est restée jusqu'à l'âge de 24 ans chez ses parents. Les premiers symptômes de la lèpre se sont montrés à 19 ans, c'est-à-dire il y a trente-quatre ans, ou une année après la mort de sa demi-sœur.

Obs. 73°. — Elle habite à peu de distance de sa sœur qui la fréquente beaucoup. Une fille est mariée avec le lépreux J. Bjornsson (obs. 76). La lèpre a débuté chez le n° 73 il y a deux ans.

Obs. 86°. — Frère lépreux depuis un an (voir l'obs. 88). Il y a deux ans elle dit avoir passé quelques heures avec une femme atteinte de lèpre arrivée à la période d'ulcération. Elle est mariée avec le n° 114, auquel elle semble avoir donné la lèpre. Début de la maladie il y a deux ans.

Obs. 87°. — Oncle mort de la lèpre il y a très longtemps. Un frère est mort de lèpre il y a deux ans, après six mois de maladie. Il a passé les deux dernières années chez sa sœur où il est mort. La lèpre a débuté chez elle il y a trois ans.

Obs. 91. — Avait un oncle lépreux qu'elle n'a pas connu.

Obs. 109. — A eu une grand'tante lépreuse morte avant la naissance de la malade. Celle-ci a eu deux enfants lépreux dont une fille morte pendant une épidémie de rougeole. Le début de la maladie remonte à douze ans.

Conjoints lépreux.

Oʙs. 26°. — La malade se maria en 1859. Son mari devint lépreux après dix-huit ans de mariage. Il est mort il y a huit ans de lèpre tubéreuse, après sept mois de maladie. Elle-même est malade depuis deux ans.

Oʙs. 54°. — Mariée au n° 55, qui est atteint de lèpre tubéreuse depuis huit ans. Il y a à peine un an, elle remarquait une éruption suivie de démangeaison sur les bras, après avoir lavé le linge de son mari.

Oʙs. 108°. — Son mari est atteint de forte lèpre tubéreuse depuis cinq ans (voir n° 95). Les éruptions du début se sont montrées chez elle il y a deux ans.

Oʙs. 119. — Elle est mariée avec le n° 105. Peu de temps avant le mariage et avant le mari elle eut les premiers symptômes de lèpre.

Renseignements sur contagion possible (sans antécédents héréditaires et sans parents lépreux).

Oʙs. 20. — La malade dit avoir vu des lépreux trois fois dans sa vie sans avoir vécu avec eux. Début de la maladie il y a deux ans.

Oʙs. 21°. — Elle a servi à l'âge de 25 ans dans une ferme où il y avait un lépreux qui est mort une année plus tard. La malade déclare que les premiers symptômes remontent à cinq ans, c'est-à-dire peu de temps après avoir quitté son service.

Oʙs. 22. — A servi dans une ferme, il y a de cela dix ans, où il y avait un lépreux. Les renseignements sur sa propre maladie ne sont pas suffisamment précis, mais il semble qu'elle soit devenue malade vers cette époque.

Oʙs. 33. — Elle a cohabité avec un lépreux pendant un an. A cette époque, elle était atteinte de la gale. Peu de temps après la lèpre parut chez elle.

Oʙs. 41°. — Elle habite la même ferme qu'un lépreux, avec le frère duquel elle a trois enfants. La lèpre a débuté chez elle cet hiver.

Oʙs. 51. — Dit avoir fréquenté parfois des lépreux. Elle est malade depuis trois ans.

Oʙs. 52°. — A la ferme où elle habite un lépreux est mort il y a deux ans. Ils ont vécu ensemble et elle-même se croit contaminée par lui. Début de sa lèpre il y a trois ans.

Oʙs. 53. — A souvent causé à des lépreux.

Oʙs. 90. — Belle-sœur de la malade (obs. 92). Elle est lépreuse depuis 10 ans.

Oʙs. 92. — Belle sœur de la malade précédente. Il y a dix ans elle a séjourné dans une ferme où il y avait une femme atteinte de lèpre tubéreuse. La lèpre de la malade remonte à cette époque.

Pour résumer cette liste, on peut dire que vingt-neuf fois il y avait des ascendants lépreux se répartissant ainsi :

Père seul.. 15 fois
Mère seule.. 5 fois
Père et mère lépreux, trois fois (obs. 25, 56, 102).

Il a été possible de trouver des ascendants lépreux plus éloignés que le père et la mère, huit fois.

En dehors de ces malades dont quelques-uns sont frères et sœurs, 26 malades sans ascendants avaient des frères ou des sœurs ou des parents plus éloignés lépreux.

25 malades sans antécédents et sans lèpre dans la famille donnent des renseignements sur des rapports antérieurs avec des lépreux ou sur une contagion possible.

36 malades (1) enfin n'ont pas de lèpre dans leurs ascendants ni chez leurs parents collatéraux et ne donnent pas de renseignements sur une contagion possible.

Les observations contiennent encore quatre couples vivants où les deux conjoints sont lépreux (ce sont : le 55 marié avec le 54, le 114 marié avec le 86, le 108 marié avec le 95, le 105 marié au 119). Dans deux autres couples les deux conjoints sont également devenus lépreux, mais l'un d'eux était mort au moment de la prise des observations (ce sont les n°s 26, 96).

Sur les 122 observations il y a donc seulement 29 cas à ascendants lépreux, ce qui est vraiment un chiffre bien faible. Encore faut-il noter que si les 94 autres n'ont pas accusé d'antécédents héréditaires c'est que certainement chez la plupart il n'y en a pas eu, car, comme j'ai déjà eu l'occasion de le dire, les Islandais sont dans des conditions spéciales pour donner des renseignements à ce sujet.

Si, de plus, on examine de près les cas à hérédité, on voit d'une part que souvent il ne s'agit que d'une hérédité apparente, les parents étant devenus malades après la naissance de leurs enfants, et que la succession des cas ou l'intervalle entre leur apparition parle en faveur de la contagion. Le plus fréquemment, en effet, les cas dans les familles se sont suivis avec un intervalle de deux à trois ans, le

(1) Ce sont les n°s 1, 4, 5, 8, 9, 10, 11, 14, 16, 19, 24, 28, 47, 50, 57, 63, 64, 65, 70, 78, 81, 85, 97, 101, 103, 106, 107, 110 112, 116, 117, 118, 120, 121, 122.

premier cas ayant paru, après la mort d'un lépreux, arrivé à la période
des ulcérations, comme si la maladie à ce moment-là était plus contagieuse et même plus virulente.

La famille de Bardastrand, composée de cinq filles et un garçon, est
un exemple très net de cette marche de la maladie. Le père, après
avoir été lépreux pendant dix ans, meurt à l'âge de 60 ans. Un peu
plus tard une fille (obs. 61) devient lépreuse, puis son frère le devient
à son tour (obs. 62), enfin deux autres sœurs (obs. 59, 60) le deviennent
également trois ans après la mort du père.

La malade (obs. 72) est un exemple avec antécédents héréditaires,
mais elle a pris sa maladie ailleurs. Si, en effet, sa grand'mère était
lépreuse, elle a pendant plus d'un an couché près d'une femme atteinte
de lèpre et peu de temps après elle devenait lépreuse à son tour.

Ce serait vraiment un détour par trop grand que de chercher l'origine de ce dernier cas dans l'hérédité plutôt que de l'attribuer à la
contagion.

Parmi les malades de la deuxième catégorie, c'est-à-dire ceux dont
les collatéraux ou des parents plus éloignés étaient lépreux, il est
également possible de constater la contagion de même que l'intro-
ducteur de la maladie dans la famille. Le cas de la famille de Moshvol
peut en servir de type. Je donne ci-après son histoire avec des renseignements supplémentaires telle que l'a déjà publiée le Dr Ehlers (1).
« La famille de Moshvol se composait de trois frères dont l'un qui semble
avoir introduit le mal dans la famille est mort cet hiver de lèpre mutilante. Il était âgé de 50 ans et avait été malade pendant une dizaine
d'années. Ce frère voyageait il y a vingt-cinq ans en compagnie d'un
lépreux et couchait avec lui (la mère croit à ce propos que c'est ce
lépreux qui a donné la maladie à son fils). Le deuxième frère est
atteint de lèpre tubéreuse récente (obs. 40), tandis que le troisième
frère, qui vit avec la malade de l'obs. 40, n'a rien jusqu'à présent. Une
tante (sœur de la mère) des frères habite une ferme à une certaine
distance, elle est atteinte actuellement de lèpre anesthésique depuis
quarante-cinq ans. En dehors de ces cas, il n'y a point de lèpre dans
la famille. Le père des trois frères est mort l'hiver 1893-1894, âgé
de 80 ans. La mère, qui a 85 ans, vit et est bien portante.

(1) EHLERS. Bidrag til Bedómmelsen af den spedalske Sygdoms Aarsagsforhold.
Hospitals Tidende, 1894, n° 42.

Le lendemain de la mort du frère lépreux mentionné ci-dessus, le Dr O. Gudmundsen fut cherché pour accoucher la femme de l'observation 41, ayant un rétrécissement du bassin et sur le point de mettre au monde un troisième enfant qu'elle avait eu, ainsi que les précédents, avec le troisième frère non lépreux. La parturiente couchait dans le même lit et dans les mêmes draps que le cadavre du frère lépreux avait quittés la veille. Elle se préparait déjà à subir l'accouchement au forceps dans ces circonstances sinistres, ce que le médecin heureusement empêcha. Le même hiver, la femme fut atteinte de lèpre tubéreuse. »

Quant aux six couples où le mari et la femme étaient lépreux, il semble ressortir de la lecture de ces observations que cinq fois le conjoint malade a donné sa maladie au conjoint sain. A ces cas de lèpre conjugale, on peut ajouter la malade de l'observation 52, qui paraît avoir pris la lèpre en cohabitant avec un lépreux.

Je dirai enfin, pour ne pas avoir à discuter chacun des cas, que les numéros des observations pour les quatre catégories sont précédés d'un astérique là où les commémoratifs sont suffisants pour expliquer une contagion possible. En additionnant ces derniers cas, on obtient un ensemble de 50 malades ; encore faut-il ajouter que si dans les autres cas les renseignements ne permettent pas de conclure à la contagion, ils ne l'excluent pas non plus.

L'incubation parfois très considérable explique facilement quelle difficulté doivent avoir les lépreux à rattacher leur maladie à une circonstance dont ils n'ont pas gardé le souvenir. Ainsi, M. Hallopeau (1) a dernièrement publié un exemple où cette incubation ou plutôt cette latence paraît avoir été de 32 ans.

Il serait encore intéressant de parler des conditions dans lesquelles vivent les habitants ou plutôt les lépreux d'Islande. En outre que cette question entraînerait trop loin, les renseignement sont déjà paru ailleurs (2). Je me contenterai de rappeler qu'il n'est pas possible de rêver de meilleures conditions pour que la contagion puisse s'effectuer. Une seule chose en effet est étonnante, au milieu d'une telle promiscuité de personnes dans les huttes de terre qu'occupent la plupart

---

(1) HALLOPEAU. Sur l'éclosion tardive d'une lèpre. *Annales de dermat. et syph.*, 1892, p. 465.

(2) E. EHLERS, *Semaine médicale*, 1894, p. 525.

des malades, c'est que la contagion n'y soit pas plus fréquente.

Au point de vue de la nourriture, les habitants ne sont guère mieux partagés que sous le rapport de l'habitation ; leur aliment presque exclusif est le poisson sous toutes ses formes et plus particulièrement la morue et le turbot, qu'ils mangent après les avoir simplement séchés à l'air. Dans quelques régions, pour varier ce plat trop fade à leur gré sans doute, les habitants mangent le poisson faisandé, c'est-à-dire commençant à se putréfier. La préparation consiste à enfouir le poisson en terre pendant plusieurs mois. C'est surtout à la chair de la baleine, du requin et d'une espèce de morue qu'on fait subir cette préparation. D'après une légende répandue parmi les pêcheurs, la chair du requin à l'état frais serait un poison et aucun d'eux ne consentirait à en manger qu'elle ne fût à moitié pourrie. La viande fraîche entre très rarement dans leur nourriture ; ils mangent aussi peu de pain et ne connaissent guère en légumes que les pommes de terre, encore n'en récoltent-ils pas toujours.

Si donc les huttes trop petites et sordides des Islandais pauvres sont bien faites pour contribuer à disséminer la maladie, le régime alimentaire insuffisant par son manque de variété, véritablement dangereux et toxique par sa préparation, contribue certainement à lui préparer le terrain.

Les théories de Hutchinson et de Ashmead qui attribuent la lèpre à l'ichtyophagie trouveraient donc une certaine confirmation en Islande sans qu'on en puisse rien conclure contre la contagion.

En terminant ce qui a trait à l'étiologie je rappellerai, pour expliquer la rareté relative de la contagion, qu'une préparation préalable du sujet est nécessaire.

Dans quelques-unes des observations on saisit d'une façon très nette la cause de l'affaiblissement : comme un accouchement, le scorbut, l'influenza, un refroidissement, etc.

Chose curieuse : les adversaires de la contagion tiraient argument en faveur de leur doctrine, du rôle des causes prédisposantes signalées par les contagionnistes, alors qu'on admet ces causes pour la plupart des maladies infectieuses et surtout pour la tuberculose. Aussi crois-je ne pouvoir mieux finir qu'avec cette phrase de M. le professeur Bouchard (1) à propos des maladies infectieuses : « Il faut, pour la

(1) C. BOUCHARD. *Les microbes pathogènes*, Paris, 1892, p. 257-259.

réalisation de la maladie, la réunion de deux facteurs : le premier
nécessaire est le germe infectieux, le second non moins indispensable
est la connivence de l'organisme qui mettra à la disposition du germe
l'ensemble des conditions physiques et chimiques qui constituent son
milieu vivant. A cette condition, et à cette condition seule, la maladie
sera constituée. »

Et cette autre à propos de la tuberculose : « Le tuberculeux d'aujour-
d'hui devra, lui aussi, d'être envahi par l'agent tuberculeux, à l'une
quelconque des mille dépréciations organiques, qui abaisseront les
barrières, diminueront les résistances et ruineront la défense en face
de l'ennemi qui n'attend que le moment propice pour se jeter dans
la place. »

Pourquoi en serait-il autrement de la lèpre qui, par son bacille, a
déjà tant de ressemblance avec la tuberculose ?

CONCLUSIONS

I. — L'Islande, qui est peuplée depuis 874 par des émigrés de la
Norvège doit probablement la lèpre à la même origine, car la lèpre
existait déjà au XIIIe siècle en Norvège.

II. — Les premiers documents certains sur la lèpre en Islande
remontent à l'année 1555. Depuis ce moment la maladie est endémique
dans l'île et subit des périodes d'augment ou de diminution, mais
diminue somme toute jusqu'au milieu du siècle présent. Ce fait doit
être attribué d'abord à l'installation de quatre léproseries qui fonc-
tionnèrent de 1651 à 1848 et à l'influence de grandes épidémies
(varioles, etc., etc.), qui ravagèrent l'île avec une intensité épouvan-
table au XVIIe et au XVIIIe siècle.

III. — Le nombre des lépreux, qui a varié d'environ 300 malades à
50 obtenus par les médecins en l'année 1846, et 66 observés par
S c h l e i s n e r, se trouve être de 158 à la suite de deux enquêtes faites
par le D^r E h l e r s en 1894 et 1895. Ce dernier considère encore ce
chiffre comme au-dessous de la vérité, vu les nombreux cas qui ont pu
lui échapper et évalue la totalité à 200 lépreux sur une population de
73,000 habitants.

IV. — Les lépreux en Islande habitent surtout les côtes sud-ouest,
ouest et nord-ouest de l'île, les côtes seules étant habitables. Les
côtes est sont au contraire complètement indemnes.

V. — La lèpre s'est présentée en Islande sous les trois formes décrites
par M. L e l o i r et avec les symptômes classiques que présente cette
maladie partout où elle est endémique.

VI. — Quant à l'étiologie, les 122 observations contenues dans ce recueil parlent en faveur de la contagiosité de la lèpre. L'absence de preuves de la transmission de cette maladie par l'hérédité, les faits nombreux et irréfutables contenus dans la littérature sur sa contagiosité d'une part, la spécificité de son bacille d'autre part, doivent faire admettre la contagion comme seule cause de propagation de la lèpre.

Enfin, une préparation préalable du sujet, comme on l'admet pour la plupart des maladies infectieuses, semble aussi nécessaire pour cette maladie.

OBSERVATIONS

Obs. 1. — *Lèpre tubéreuse.* — Sigurd G..., 45 ans, paysan-fermier ; domicile Kugil Anarneshrepp Ejafjördr, y habite depuis 8 ans ; né à Svarfadardal ; a toujours séjourné dans l'arrondissement d'Ejafjördr. — Santé antérieure, bonne. L'été 1894, il eut l'influenza qui se manifesta par des douleurs et peu de toux. Il ne sait rien d'une contagion possible. Le père est mort, mais pas de la lèpre. La mère vit et est bien portante. Les frères et sœurs sont 7 vivants, aucun lépreux. Marié, il a un enfant bien portant. Sa femme souffre de rhumatismes.

La maladie actuelle a commencé à la fin de l'été 1894, avec malaises généraux, maux de tête, frissons, nez bouché et sec, sueurs nocturnes. Les nodosités ont commencé d'abord entre les sourcils, puis sur les poignets, sur les bras et sur les faces internes des cuisses ; elles grandissent en nombre et en étendue. Elles s'étalent sur la région frontale chauve.

État actuel. — La face est naturelle. Sur le front il y a beaucoup de lépromes, mais petits et plats. Quelques-uns sont isolés dans les moustaches. Le nez est naturel. On trouve également des lépromes sur le voile du palais. Le tiers externe des sourcils est tombé, il y a des contractions fibrillaires. La vue est bonne. Infiltration sur une cornée. La voix est nette. Fortes sueurs nuit et jour. Pas d'anesthésie. Quantité de petites taches de Danielsen sur les bras, parsemés de petits lépromes miliaires. Des nodosités au front, très grandes sur les poignets, petites sur les bras, quelques rares sur les pieds. Cheveux, barbe bien conservés. Épaississement prononcé des deux nerfs cubitaux. Ganglions axillaires augmentés. Mains naturelles.

Obs. 2. — *Lèpre tubéreuse.* — Olafr. P..., 31 ans. Autrefois marin. Maintenant, pêcheur l'hiver et cultivateur l'été. Domicile, Ségurvöllum, Akranes né à Katanesir-Hvalfjardarstrand, Borgarfjord. Séjour antérieur : Klavastadagrond même Syssel, et deux ans à Réikjavik. — Pendant l'enfance il a eu la rougeole et des ganglions suppurés au cou, la vue est mauvaise depuis cette époque. Le père qui est d'Akranes vit et est atteint de lèpre tubéreuse, voir l'observation de Pjetur G... n° 10. La mère est morte en couche, elle n'était pas lépreuse. Il a eu sept frères et sœurs. Cinq sont morts. Un frère et une sœur sont vivants et bien portants.

Il y a deux ans et demi des nodosités apparurent aux pieds. Il se sentait d'abord faible et avait souvent des maux de tête peu forts. Il dit aussi avoir eu des douleurs de jambes. Il s'aperçoit de la maladie par des nodosités aux pieds ; de là elles s'étendent peu à peu aux mains et au corps. Il y a un an il en est venu à la face.

État actuel. — Pouls 78, régulier. Des petites nodosités (environ une vingtaine) à la face. Mimique bonne. Au nez une nodosité isolée. Les sourcils sont bien conservés. La vue est faible depuis l'enfance. La voix commence à être rauque et voilée. Au début de la maladie il a toussé sans avoir eu des hémoptysies, maintenant il tousse peu. Aux jambes la sensibilité est abaissée. Il y a des petites taches luisantes, de couleur café, disséminées parmi les nodosités, surtout aux extrémités. Sur le dos les taches sont larges et de même couleur. Quelques mois auparavant une éruption de pemphigus se fit dans la région atteinte d'eczéma chronique de la jambe gauche. Des ulcérations profondes s'en suivirent, allant jusqu'à l'os. On trouve des nodosités de grandeur variable un peu partout dans la peau. Aux extrémités inférieures, quelques-unes sont hypertrophiées. Deux taches faviques à la tête de chaque côté de la ligne médiane. Cette maladie date depuis dix-sept ans. Au bras droit, un godet typique. Les deux nerfs cubitaux sont fortement épaissis. Les réflexes rotuliens sont nets. Les ganglions axillaires et inguinaux sont gros. Les pieds sont œdémateux, enflés et bosselés. Les mains sont pareilles mais moins bosselées. Il n'y existe pas de griffe et d'atrophie musculaire. Revu en 1895. Les nodosités ont augmenté en nombre. Il n'y a rien du côté de la poitrine.

OBS. 3. — *Lèpre tubéreuse.* — Jonathan F..., 43 ans, paysan ; domicile Hœli dans Flokadal (Borgarfjordr-Syssel), né à Samstádum dans Hvitarsidu (myra Syssel), a séjourné à Samstádum, Hœli, Vatnshómrum (Borgarfjordr). — Il a eu toutes les maladies d'enfance, y compris la scarlatine. Il ne paraît pas avoir été scrofuleux, cependant toujours languissant sans lésion déterminée. Dans la cinquième génération de ses ascendants, il y a eu un lépreux d'après les registres de la famille qu'il a conservés. Ils n'ont pas toujours habité le même endroit. Le père du malade, atteint de lèpre tubéreuse est mort il y a quinze ans. Ils étaient dix frères et sœurs, le malade est l'aîné, quatre sont morts. Il croit que les cinq autres sont bien portants.

Il y a huit ans, des nodosités sont apparues aux sourcils ; six mois après le début, il eut des malaises et les nodosités augmentèrent. Il y a deux ans, il eut des frissons ; le nez commençait déjà à se boucher et à être sec il y a cinq ans. Enfin il y a deux ans, il eut des épistaxis qui se répétaient fréquemment. Des nodosités parurent, comme déjà dit dans les sourcils, de là elles s'étendirent peu à peu à la face. Les premières ulcérations se sont montrées il y a 3 ans et demi. Les pieds enflèrent une année après le commencement de la maladie. Seulement l'année dernière des ulcères y parurent.

État actuel. — Le front, le nez, les joues et les lèvres sont couverts
d'ulcérations qui se touchent ; le squelette du nez est affaissé. Il est forcé
de nettoyer souvent son nez pour le passage de l'air. Aux deux yeux,
mais surtout à gauche il y a du blépharophimosis. La vue est conservée.
Le masque est immobile. A la pointe de la langue existent des nodosités
grandes comme des pois. Au voile du palais une ulcération plate, grande
comme un haricot. Le pilier antérieur droit est entièrement couvert
d'ulcérations. Les sourcils manquent depuis quatre ans. Il tousse quand il
mange. Du côté du larynx il y a probablement des ulcérations (n'a pas
été examiné au laryngoscope). Il transpire beaucoup au lit, la peau paraît
partout terreuse et couverte de nodosités, de cicatrices et de pigmentations.
Il y a des taches étendues de couleur grise et jaune ; la peau s'écaille aux
extrémités inférieures, mais nulle part d'ulcérations. Pas d'anesthésie
même aux nodosités. Disséminées sur tout le corps, on trouve des petites
taches rouges violacées, dont la périphérie est difficile à délimiter à cause
de leur nombre. Les ulcérations de la face sont bordées de nodosités. Les
mains, surtout leur dos, sont couvertes de nodosités moyennes. Les
cheveux sont bien conservés. La barbe manque à l'endroit d'ulcérations
anciennnes ou existantes. Pas d'épaississement des nerfs. Les réflexes
rotuliens sont conservés. Les ganglions inguinaux et cruraux sont augmentés au point d'être visibles à distance. Il en est de même des ganglions
axillaires et cubitaux. La peau des pieds est sèche et s'écaille. Les mains
n'offrent pas de griffes mais sont sèches, terreuses et moites. Les régions
hypothénar et interosseuses des deux côtés sont atrophiées.

Obs. 4. — *Lèpre anesthésique.* — Sœmundr S..., 35 ans, berger en été ;
domicile Bjarnarstódum dans Hvitársidurepp Borgarfjord, né à Gilsbakka
Hvitársidu, même Syssel, a séjourné jusqu'à l'âge de 16 ans à Akranes,
plus tard dans différentes fermes de Hvitársidu. — Bien portant jusqu'à
l'âge de 13 ans ; à cet âge, sa peau devint bleu noirâtre et il ne pouvait
pas transpirer, il s'adressa alors à un homœopathe qui le déclara atteint de
lèpre et lui donná des traitements très curieux, des pois à cautère aux pieds
et des décoctions de thé et de suif. Il y avait en même temps des œdèmes
de la face, des mains et des pieds jusqu'au-dessus des genoux. Ses parents
sont morts, aucun n'était lépreux. Trois frère et sœurs dont : un mort,
un dont on ignore l'état de santé et un qui est bien portant. Il ne sait rien
d'une contagion possible.

A l'âge de 13 ans, la maladie a commencé comme déjà dit ; il avait
alors des prodromes violents très prononcés, comme frissons, malaises,
vertiges, mais pas de douleurs. Il semble ressortir de l'interrogatoire
du malade qu'il a eu une éruption de nodosités entre 9 et 12 ans ; ces
nodosités ont disparu spontanément à l'âge de 13 ans. Il n'y avait pas
alors d'ulcération. A l'âge de 15 ans, des déformations en griffes commencèrent aux mains et aux pieds.

État actuel. — Pouls 70, régulier et vigoureux. La face est naturelle, la mimique est bien conservée. Du côté des paupières existent des contractions fibrillaires. La vue a été un peu faible depuis l'enfance, mais n'a pas empiré. Il a des sueurs abondantes au moindre effort. A la face antérieure des deux jambes des anesthésies étendues sur les parties infiltrées de rouge violet qui y existent; l'anesthésiomètre marque souvent 250 et le sang coule sans que le malade pousse un cri. Au-dessous de la rotule gauche, il y a une grande cicatrice parue à l'âge de 15 ans, sur laquelle le malade ne peut fournir de renseignements; du reste, il existe beaucoup d'autres cicatrices consécutives à des lésions accidentelles. Sur les deux jambes il existe des infiltrats rouge violacé ayant la grandeur de la paume de la main, et des cicatrices blanchâtres consécutives à des éruptions antérieures. Le gros orteil gauche offre une large rainure à la base (ainhum), il est complètement insensible, on ne sent ni ne voit de nodosités. Les ongles sont incurvés. Les nerfs cubitaux sont énormément épaissis des deux côtés. Les réflexes rotuliens ont presque disparu. Les ganglions inguinaux sont légèrement augmentés des deux côtés. A la plante du pied droit, un mal perforant elliptique. A la plante du pied gauche une cicatrice raccourcie consécutive à un ancien mal perforant. Griffes complètes des deux mains. Il ne reste aux deux petits doigts que les phalanges. Au pied droit les orteils sont tombés, le malade ne sait pas quand. Aux mains, atrophie complète des muscles thénar, hypothénar et interosseux.

Obs. 5. — *Lèpre (psoriasiforme) mixte.* — Jón..., 47 ans, agriculteur; domicile, Alpta dans Hraunhrepp (Myra); né à Berjaneskot Under Ejafjöllum Rangarvalla, y a séjourné jusqu'à l'âge de 20 ans; depuis il est à son domicile actuel. — Il a été bien portant jusqu'à l'âge de 20 ans, époque à laquelle il passa neuf mois à l'hôpital de Reikiavik pour une affection du poumon. Pas de lèpre dans la famille. Les parents sont morts. Ils étaient quatorze frères et sœurs, plusieurs étaient déjà morts avant la naissance de notre malade. Il croit que six sont vivants et bien portants. Il est marié, et a eu 4 enfants; 2 sont vivants, 2 sont morts en bas âge; sa femme n'a jamais fait de fausse couche ni d'avortement.

La maladie a commencé il y a quinze ans sans prodromes. Quand son nez était déjà affaissé il eut des maux de tête, des frissons et des vertiges, de la sécheresse et de l'embarras du nez et des épitaxis. Peu de temps après, un cercle trichophytique se montrait à l'avant-bras, ensuite des taches rouges parurent à la face, suivies d'anesthésie des mains et des pieds. Son état s'est empiré successivement, et depuis deux ans, il a perdu la vue à l'œil droit. Enfin cet hiver il a été forcé de garder le lit à cause d'œdèmes occupant tout le corps. Il n'y a eu que peu de nodosités. A la face externe et interne des pieds il y aurait eu plusieurs fois des éruptions qui ont disparu de nouveau, sans laisser ulcérations.

État actuel. — Pouls 72. La face est pâle, le nez avec la partie avoisinante de la joue gauche et toute la joue droite sont indurés et hypertrophiés ; semblable à du lupus, le nez en plus est affaissé et de travers, il semble atteint de rhinophyma ; toutes ces parties sont d'une coloration rouge bleuâtre. La lèvre supérieure est fortement épaissie. La bouche, la langue et les piliers sont naturels. Les sourcils ont disparu depuis douze ans. La vue de l'œil droit est perdue, comme déjà dit. Il est atteint de staphylôme de la cornée. La voix est rauque et sans timbre. Depuis son séjour à l'hôpital de Reikiavik, il tousse toujours beaucoup le matin, et expectore des crachats purulents ; il transpire peu la nuit, est amaigri, mais n'a jamais craché le sang. A la percussion on ne trouve pas une diminution nette de la sonorité. A l'auscultation on constate des râles ronflants et sous-crépitants disséminés. En avant et à gauche, entre la clavicule et la cinquième côte, on entend une forte respiration bronchique avec une grande quantité de râles (craquements). La peau est sèche et rugueuse, elle est couverte de cicatrices consécutives à des lésions profondes, elle offre aussi des pigmentations. A la fesse gauche, une grande eschare. Les orteils sont complètement anesthésiques, la sensibilité est fortement abaissée aux dos des pieds ; elle reparaît en montant, au point d'être naturelle aux cuisses. Aux mains, le malade sent les pressions, mais pas la douleur ; la thermo-sensibilité y a également disparu. Sur les extrémités et par places, sur le corps, on trouve de grands anneaux à bords ressemblant à ceux d'une carte géographique. Ils sont nettement surélevés, la peau du centre s'écaille. A la cuisse, le centre de quelques-uns de ces anneaux est tout à fait lisse. Ces taches, qui sont d'un bleu rougeâtre, s'étendent aussi bien du côté de la flexion que du côté de l'extension. Partout, surtout à la périphérie, elles sont le siège d'une forte démangeaison. Les coudes et les genoux sont exempts de ces taches. Toutes les nodosités ont disparu. Les poils de la barbe sont clairsemés. Le duvet de la face est tombé. Les deux nerfs cubitaux sont épaissis et sensibles à la pression. Les réflexes rotuliens sont normaux. Les ganglions inguinaux et cruraux sont fortement augmentés. Les pieds et les mains sont normaux, pourtant la musculature de ces dernières est un peu atrophiée.

Obs. 6. — *Lèpre tubéreuse.* — Ingimundr G..., 39 ans, paysan ; domicile, Hómrum dans Hraunhrepp (Myra), y est né et n'a jamais été ailleurs. — Il croit avoir craché le sang il y a six ans. Il y a vingt ans il fit la connaissance de N.... (malade n° 5), il le voyait 2 à 3 fois l'an, mais il n'a jamais vécu intimement avec lui. Pas de lèpre dans la famille. Les parents sont morts à un âge avancé. Sur 7 frères et sœurs ils sont 2 vivants, 5 sont morts avant la naissance du malade. Une sœur est morte à l'âge de 30 ans d'une affection de poitrine. Le malade est marié et a eu 3 enfants. 1 est mort, 2 sont vivants, le père les considère comme scrofuleux. — Vu la grande distance, il a été impossible de les examiner.

Il y a cinq ans il a eu une éruption de nodosités, au front et au coude gauche accompagnée de la série complète des prodromes, moins les vertiges ; plus tard il a eu des nodosités aux pieds. Son état s'est aggravé lentement et le nombre des nodosités a augmenté à la face et aux pieds. Il est moins capable au travail qu'autrefois, mais travaille encore.

État actuel. — Pouls 74, régulier et vigoureux. La face est parsemée de nodosités surtout au front, aux sourcils et à la racine du nez ; la joue gauche est bosselée. On aperçoit encore 2 grandes nodosités à la lèvre supérieure et au menton. La joue droite est d'un bleu rougeâtre ferme et œdématiée mais sans nodosités. Le nez est également rouge et œdématié. Les sourcils ont disparu il y a deux ans. La voix est rauque, voilée et sans timbre. — Au commencement de cette année il fut forcé de garder le lit jusqu'au mois de mars pour des accidents de poitrine ; pour le moment, il est amaigri et a des sueurs abondantes la nuit. Il tousse rarement et les accidents semblent presque disparus. On ne constate nulle part des anesthésies, la peau est sèche et mal soignée on remarque partout des lésions de grattages, des petites cicatrices et des pigmentations. En dehors des nodosités très nombreuses décrites à la face on en voit des petites disséminées sur les avant-bras et les jambes surtout autour des poignets et des cous-de-pieds ; elles sont de couleur violacée ou bleu rougeâtre. Les cheveux sont bien conservés. La barbe est clairsemée. Le duvet de la face a disparu. Les deux nerfs cubitaux sont épaissis. Les ganglions inguinaux, cruraux et axilaires sont augmentés. On ne constate rien aux pieds et aux mains.

Obs. 7. — *Lèpre (érythémateuse) tubéreuse.* — Artridr Gûdrûn H..., 46 ans, mariée ; domicile, Bœurfelli Borgarfjord Syssel, née à Skancyjrarkot Syssel, a toujours séjourné à Borgarfjord Syssel. — A toujours été délicate de la poitrine étant enfant. Les grands-parents et parents n'ont pas eu de lèpre. Elle a eu 14 frères et sœurs, l'aîné est mort il y a sept ans de lèpre, après avoir été malade pendant huit ans. Ils avaient vécus ensemble. A l'époque de leur séparation, lui avait 22 ans notre malade 13. Il n'est devenu malade qu'à l'âge de 40 ans. En dehors d'un frère qui est en Amérique, tous les autres sont morts. La malade est mariée, elle a 4 enfants vivants dont aucun lépreux. L'aîné a 20 ans, le plus jeune 4 ans. Avant l'apparition de la maladie elle a eu 2 enfants mort-nés et une fausse couche.

Il y a sept ans la maladie commença par des douleurs à la jambe gauche et des maux de tête persistants ; jamais de symptômes du côté du nez. Il y a trois ans elle eut des frissons qui précédaient une éruption de nodosités à la face, d'abord au front, puis au nez. Ces temps derniers seulement il en est venu à la jambe gauche. La sensibilité a été abaissée au niveau des nodosités, mais pas ailleurs.

État actuel. — Pouls 108, petit mais régulier. La moitié gauche de la face est le siège d'une éruption d'infiltrats érythémateux de couleur brune vio-

lette, de forme et de grandeur irrégulière ; ils sont surtout prononcés au
front où ils s'arrêtent par un bord nettement dessiné au milieu. Sur le
côté droit de la face il n'existe que quelques nodosités et une tache érythémateuse isolée. La moitié gauche du nez offre aussi cette infiltration
érythémateuse qui fait que cette partie paraît grosse et étalée. Les sourcils sont complètement tombés à gauche, en partie à droite. Rien du
côté des yeux et du larynx. Depuis l'âge de 13 ans, elle a souvent été en-
rhumée, elle toussait. Les dernières années, son état s'est amélioré elle ne
tousse presque plus, elle ne transpire pas la nuit.Elle n'est pas amaigrie.
Cet hiver elle a eu deux hémoptysies insignifiantes. La peau est mal soignée et est le siège de nombreuses lésions de grattage ; à la face interne
des jambes, une infiltration érythémateuse, dont la partie centrale est
ulcérée. Ces taches érythémateuses des jambes sont insensibles au
point qu'on peut enfoncer l'aiguille de l'anesthésiomètre jusqu'à 250 sans
provoquer de douleurs. Les cheveux sont bien conservés. Le nerf cubital
est épaissi à droite. Les réflexes rotuliens sont bien conservés. Le ganglion épitrochléen droit et les ganglions inguinaux et cruraux des deux
côtés sont augmentés. Les mains et les pieds sont normaux.

Obs. 8. — *Lèpre (tubéreuse) mixte.* — Magnus T..., 45 ans, autrefois
journalier ; domicile, Háukjàleigu Sunri-Akraneshrepp (Borgarfjord),
né à Litlu-Skógum dans Stafholtstungum, a toujours été dans Stafholtstungum et les sept dernières années dans Akranés. — Toujours bien
portant jusqu'à l'apparition de la maladie actuelle. Il ne croit pas avoir
été contagionné. Il n'a jamais vécu intimement avec des lépreux. Il croit
avoir pris la maladie à Hrédavatn dans le Norderádal. Pas de lèpre
dans la famille. Sa mère est morte de la poitrine. Son père est mort de
rhumatismes chroniques. Il a eu dix frères et sœurs, deux sœurs vivent,
les sept autres sont morts en bas âge, une sœur est morte dernièrement
de cancer.

Il y a vingt-trois ans, son corps et sa face enflaient subitement. Ensuite
un exanthème de taches et d'anneaux rouges parut au corps. L'œil gauche
fut atteint de nodosités sans que la vue en souffrit. Il y a deux ans il perdit la vue de cet œil. Les nodosités se sont étendues successivement sans
période de repos.

État actuel. — Pouls 120, dur. La face est couverte de nodosités
ulcérées, il n'existe pas un endroit libre, les ulcérations sont en partie
couvertes de croûtes. Aux bords libres du nez, des pertes de subs-
tance consécutives aux ulcérations. La langue, la voûte palatine et
le voile du palais sont couvertes d'ulcérations. Les sourcils ont disparu
depuis dix ans. Il y a des contractions fibrillaires de la paupière droite.
La vue de l'œil gauche est éteinte ; il y a un staphylome de la cornée.
Les nodosités envahissent en ce moment la cornée de l'œil droit. Depuis
deux ans, il crache beaucoup, pourtant jamais de sang. Ne tousse

jamais. La peau du corps et des jambes est le siège d'ulcérations disseminées de même aspect que celles de la face. Les extrémités sont anesthésiées. Il est difficile de procéder à un examen plus approfondi à cause de la débilité du malade. Les cheveux sont conservés par places. Les ganglions axillaires et inguinaux sont tous augmentés. Les dos des mains sont couverts d'ulcérations, de croûtes et de vieilles cicatrices, pas de griffes, mais musculature complètement atrophiée.

Obs. 9. — *Lèpre tubéreuse.* — Sveinn A..., 27 ans, marin-pêcheur ; domicile, Gardhus Akranès (Borgarfjord), né à Gudrunarkot Akranès, a toujours séjourné dans le Borgarfjord Syssel. Santé antérieure bonne. Pas de lèpre dans la famille. Le père s'est noyé. La mère vit et est bien portante. Sur cinq frères et sœurs, trois sont vivants et bien portants.

La maladie commença il y a deux ans avec des nodosités aux pieds accompagnées de lassitudes, malaises, et de douleurs aux jambes. Son nez s'est bouché et est devenu sec l'hiver dernier. Il dit cependant avoir eu des vertiges et des épistaxis trois ans avant l'apparition de la maladie. Aux pieds les nodosités se sont ulcérées et ont monté le long des membres inférieurs, elles ont en même temps attaqué la face et ont, depuis, augmenté en nombre.

État actuel. — Le front est couvert d'une quantité de petites nodosités. Sur le reste de la face il y en a de disséminées. Le tiers externe des sourcils est tombé des deux côtés. Il y a des fortes contractions fibrillaires des paupières. Sueurs abondantes en travaillant. La sensibilité est abaissée au dos du pied droit et à la face externe du mollet gauche. Il existe des taches brun de café luisantes et de la grandeur d'une tête d'épingle parmi les nodosités, surtout parmi celles des bras. On voit et on sent des nodosités qui pour la plupart sont petites (rarement au-dessus d'un pois) sur le dos des mains, sur les avant-bras, sur les bras de côté de l'extension et sur les extrémités inférieures sur toute leur étendue. Sur les cuisses on remarque des traces d'anciennes ulcérations. Epaississement moyen des deux nerfs cubitaux. Les réflexes rotuliens sont affaiblis. Les ganglions inguinaux et cruraux sont fortement augmentés, les ganglions axillaires le sont légèrement. Les mains n'offrent d'intérêt que par leurs nombreuses nodosités.

Obs. 10. — *Lèpre tubéreuse mixte.* — Pjetur G..., 55 ans, marin, navigue encore un peu ; domicile Tjarnarhus Akrarnes ; né à Kalastadir (Borgafjord-Syssel). Il a toujours habité le même Syssel et a passé ses vingt dernières années à Akrarnes. — A toujours été scrofuleux, et porte des traces de scrofules au cou. A toujours été un peu faible et a un très faible appétit. Il ne connaît pas de lèpre dans sa famille. Son père et sa mère sont morts. Il a eu sept frères et sœurs, cinq sont morts. Il ne croit pas qu'ils étaient lépreux. Les deux vivants en dehors du malade sont bien portants. Il est veuf, sa femme est morte en couches il y a 19 ans. Il a eu six enfants, deux sont vivants, l'ainé a été examiné ici avec le père, il a été reconnu lépreux (voir n° 2.) La maladie a commencé il y a 6 ans sans qu'il se souvienne comment. Autant qu'il le sache il ne se rappelle pas avoir vécu avec des lépreux. Il attribue sa maladie à sa mauvaise nourriture.

Il a eu des douleurs aux jambes et pensait avoir des rhumatismes. Ces douleurs étaient très violentes la nuit au point d'empêcher le sommeil. Les ongles sont tombés aux deux gros orteils, auxquels il n'a jamais eu de très fortes douleurs. Les nodosités ont paru il y a 6 ans aux cuisses ; ensuite sur tout le corps. A la face elles ont paru il y a 4 ans, en même temps qu'aux mains. Elles ont augmenté petit à petit et non par poussées. Il lui semble que la sensibilité a baissé aux pieds et aux mains depuis six ans.

Etat actuel. — Pouls 78, régulier. Facies léonin. Le nez qui est bouché est augmenté par d'énormes nodosités, on en trouve de très fortes également aux joues et au menton. Les sourcils ont disparu, il y a deux ans, complètement, à droite, en partie, à gauche. La vue a diminué, aux deux yeux il y a une kératite et conjonctivite. La voix est rauque. Il tousse depuis un an. On trouve un peu partout dans la peau des nodosités mais elles sont surtout limitées aux pieds, aux mains et à la face. Sur le tronc et les extrémités supérieures on trouve des grandes taches de la grandeur de la main et de couleur brun de café. Beaucoup d'entre elles ont le centre décoloré et la sensibilité y est fortement abaissée. Sur les nodosités indurées des mains et des pieds de l'anesthésie allant jusqu'à 200 à l'anesthésiomètre. Les nerfs ne sont pas épaissis. Les ganglions inguinaux et cruraux sont augmentés. Les pieds sont fortement épaissis, œdémateux et bosselés. Il existe plusieurs ulcères à la plante des pieds. Les mains sont œdémateuses, enflées et fortement déformées, jusqu'aux poignets, par les nodosités. Pas de griffes. La musculature est, pour ainsi dire, détruite par les nodosités.

Obs. 11. — *Lèpre tubéreuse.* — Ingibjorg F..., 30 ans, mariée avec un paysan ; domicile, Skjaldakot dans Vatnslarjsustrand (Gullbringe), née à Hol dans Arnés (Stokkseyrarhrepp) ; elle a toujours vécu dans le Fridehrepp. Il y a cinq ans elle s'est mariée et vint alors à Skjaldakot. — Bien portante jusqu'à l'âge de 20 ans où elle eut une affection du foie (ecchinocoque), qui a disparu au bout de deux ans sans intervention. Pas de lèpre chez les ascendants, le père et la mère sont vivants et âgés de plus de 60 ans. Sur quatorze frères et sœurs, cinq vivent et sont bien portants. Deux frères sont morts adultes en Amérique (un d'un kyste hydatique du fémur) les autres sont morts en bas âge. Elle a quatre enfants tous sont bien portants.

La maladie commença en 1892, par des épitaxis, des œdèmes des mains et des pieds, des maux de tête et des frissons. Le 14 août 1892, elle accoucha de jumeaux, les œdèmes disparurent; un mois avant l'accouchement elle avait un endolorissement persistant des pieds, et les frissons se répétaient. Deux semaines après l'accouchement les premières nodosités parurent au front et aux poignets.

État actuel. — Pouls 72, lent. La face a une couleur bleu violet particulière. Seulement par un examen minutieux on découvre des petites nodosités à la lèvre supérieure et au menton, de même au front et aux lobules des oreilles à l'endroit des perforations pour les boucles. Le tiers externe des sourcils est tombé. Il y a des contractions fibrillaires des paupières. Depuis deux ans, la vue a faibli; elle voit encore assez bien mais se fatigue très facilement. Dans la région de l'hypocondre droit existe une grande cicatrice consécutive à un vésicatoire qui a été placé pour l'affection du foie sus-nommée. Cette place est couverte de nombreuses kéloïdes. Les sueurs sont extrêmement abondantes la nuit et aux efforts. Pas d'anesthésies et pas de taches. En dehors de la face on voit beaucoup de petites nodosités disséminées aux mains et aux avant-bras et quelques rares aux jambes. Les nerfs cubitaux sont épaissis. Des névralgies violentes des deux gros orteils, mais surtout du droit sont survenues cette année. Les mains et les pieds sont normaux.

Obs. 12. — *Lèpre anesthésique.* — Oddur J..., 51 ans, pêcheur l'hiver, cultivateur l'été ; domicile, Landakot, Mednœs-Gullbringe, né à Vestmaney, qu'il a quitté à l'âge de 5 ans jusqu'à 26, il a encore passé deux années à Gulbringe et deux autres à Skaptafell, depuis il est à Landakot. — Santé antérieure bonne, jusqu'à ce qu'il fut atteint de la maladie actuelle, il y a dix ans. Il a fréquenté beaucoup de lépreux à Rangarvalla. Dans sa famille qui est très nombreuse, il n'y a point de lèpre. Son père et sa mère vivent et sont très âgés. Ils étaient treize enfants sur lesquels cinq vivent, les quatre autres en dehors du malade sont bien portants. La mort des autres ne semble pas être due à la lèpre. Il est marié, il a quatre enfants, tous sont vivants et bien portants. Sa femme n'est pas lépreuse mais a un kyste hydatique du foie. Elle a fait une seule fausse couche il y a seize ans. Plusieurs membres de la famille aussi bien du côté du père que de la mère sont atteints d'affections mentales. Le malade remarqua subitement une analgésie et une anesthésie complètes sur la partie externe du dos du pied gauche ; elles ont monté successivement de plus en plus sur la jambe. Il y a deux ans, des phénomènes semblables se sont montrés sur le membre inférieur droit, et en même temps, un ulcère jusqu'à l'os s'est produit au pied gauche. La sensibilité a baissé aux paumes des mains et sur tout le membre supérieur gauche. Il n'y a jamais eu de nodosités.

État actuel. — Pouls 72, régulier et vigoureux. Rien du côté de la face, si ce n'est que les sourcils ont presque disparu. Il a toujours transpiré beaucoup même avant la maladie. Sur les jambes, spécialement à la face externe, il y a des anesthésies et des analgésies très étendues. A la périphérie des zones anesthésiques, il n'y a que de l'analgésie. Dans le territoire des nerfs cubitaux, des anesthésies étendues et semblables. Au niveau des biceps des analgésies faibles. Sur la peau de l'abdomen et de la poitrine, il existe des taches de la grandeur d'une pièce de 2 francs environ colorées de violet et ressemblant à de la morphée. Des taches de couleur café, grandes comme une main et offrant quelquefois une décoloration pareille à celle du vitiligo, existent surtout dans la peau du biceps ; leur centre est anesthésique. Au niveau de la malléole externe droite, une grande tache de couleur brun violacé. La jambe gauche est le siège de fortes varices. Aux bras et à la jambe droite, il en existe de légères. Les deux nerfs cubitaux sont épaissis, les réflexes sont bien conservés. Au bord externe du pied gauche, il y a un mal perforant en train de guérir, il est probablement consécutif à une contusion. Aux mains, il y a un commencement de crispature (de Dupuytren) des tendons. Les mains n'offrent pas de griffes, mais leur musculature est fortement atrophiée, il en est ainsi, spécialement, des interosseux à gauche.

Obs. 13. — *Lèpre anesthésique.* — Gudmundur S..., 46 ans, entretenu aux frais de la commune pendant les 23 dernières années ; domicile, Presthusum Gardi, Gullbringe, né à Fjarnarkot, Midnes, Gullbringe, a toujours vécu à Gullbringe. Santé antérieure bonne. — Très loin en arrière en remontant 3 générations il y a eu plusieurs lépreux chez ses ascendants, mais, ni ses parents, ni ses grands-parents, n'étaient malades. Ils étaient 6 frères et sœurs ; 4 vivent, les 3, en dehors de notre malade, sont bien portants.

Il y a 23 ans, il eut des frissons, de la fièvre, des épistaxis violents, des vertiges et des douleurs des jambes, presqu'en même temps des taches rouges parurent à la face externe de la cuisse gauche. 4 ans après il eut des douleurs de l'œil gauche qui en même temps rougissait. La vue s'assombrissait, elle a diminué successivement, et depuis l'année dernière elle s'est éteinte au point qu'il peut seulement distinguer le jour. L'œil droit a été attaqué il y a 10 ans mais il voit encore avec. A l'âge de 32 ans, les mains s'engourdirent, la sensibilité y disparut et les doigts commencèrent à se déformer ; 2 années après, les orteils se courbèrent et des taches anesthésiques parurent aux jambes, puis aux bras. Il dit avoir eu une nodosité à la jambe gauche qui aurait disparu au bout d'un mois.

État actuel. — Pouls 66, régulier et vigoureux. La face est amaigrie, les traits sont relâchés, la musculature paraît affaissée, surtout les muscles zygomatiques, qui sont le siège de contractions fibrillaires. Paralysie faciale du côté droit, parésie seulement à gauche. Le tiers externe des sourcils est tombé, l'orbiculaire des paupières est paralysé. Le malade est aveugle de l'œil gauche, il n'y distingue que le jour. Il y a du leu-

come de la cornée. Avec l'œil droit il peut compter les doigts à la distance
d'un mètre. Dans la partie inférieure seulement il y a de la kératite parenchymateuse. La voix est normale Il existe des sueurs profuses jour et
nuit. Il y a de l'anesthésie et de l'analgésie complète des mains, le long
des bras il n'y a que de l'analgésie. Aux extrémités inférieures l'analgésie et l'anesthésie montent du pied jusqu'au ligament de Fallope. Les
extrémités inférieures sont couvertes de lésions accidentelles. Le malade
s'est souvent brûlé ou blessé et ne l'a remarqué qu'après. Des taches de
couleur brun sombre, de forme irrégulière et ayant au moins la grandeur
d'une main dans les régions infra-axillaires hypogastriques et sternale.
Pas d'anesthésie. Nulle part de nodosités. Les ongles de l'index et du
médius de la main gauche sont détruits par des brûlures. Le nerf cubital
droit est épaissi. Les réflexes rotuliens sont bien conservés. Depuis le
commencement de la maladie le malade a eu souvent des névralgies du
gros orteil, elles ont diminué depuis l'apparition des anesthésies. Les
pieds sont normaux. Les mains ne rendent pas de service, les phalangettes et les phalangines sont fléchies vers la main, et la musculature est
complètement atrophiée.

Obs. 14. — *Lèpre tubéreuse.* — Jón P..., 57 ans, pêcheur l'hiver, cultivateur l'été ; domicile, Lónshus dans Gardi, Gullbringe, né à Gerland à Siku,
Vester Skaptafell ; est resté à l'endroit de sa naissance jusqu'à l'âge de
20 ans, puis sept ans dans Midnes Syssel, plus tard à Lónshus où il est
maintenant. — N'a jamais été malade pendant son enfance, mais, adulte,
il eut de la dyspnée d'effort et des maux de tête fréquents. Pas de lèpre
chez les ascendants. Les parents sont morts, mais pas de lèpre. Ils étaient
neuf frères et sœurs, deux seulement vivent, dont un est notre malade.
Les autres n'avaient pas de lèpre. Il a été marié deux fois. Sa première
femme est morte d'un kyste hydatique. La seconde vit et est bien portante
(après dix-huit années de mariage).

Il y a cinq ans, il eut pendant deux à trois mois des malaises, des frissons, des maux de tête et des épistaxis. Les premières nodosités parurent autour des poignets et des cous-de-pieds, quelques mois après ces
prodromes, leur nombre a augmenté successivement depuis, la face a été
prise il y a deux ans.

État actuel. — Pouls 90, régulier et vigoureux. La face offre le type du
faciès leonin avec des rides profondes et est couverte de nodosités brunâtres, violettes et terreuses. Quelques nodosités isolées au menton. Le
nez est enflé et épaissi et a un aspect de fraise, de couleur brune. La
mimique est bien conservée. Il y a des nodosités à la voûte palatine.
Les sourcils ont disparu il y a un an. La voix est rauque et pénétrante
depuis un an. La peau est mal soignée, partout très brune, beaucoup de
lésions de grattages, de petites cicatrices et des pigmentations. La sensibilité à la douleur est abaissée aux nodosités des bras. Le malade

n'offre pas de lésion accidentelle. En dehors de la face, on trouve des petites nodosités disséminées sur tout le corps, sur les deux avant-bras et surtout aux coudes où il y en a de plus grandes et ulcérées. Les nerfs cubitaux ne sont guère épaissis, mais sont sensibles à de légères pressions. Les réflexes rotuliens sont bien conservés. Les mains et les pieds sont normaux, les mains sont violacées.

Obs. 15. — *Lèpre (tubéreuse), mixte.* — Torbjörg E..., 30 ans ; domicile, Vesturkot dans Leira, Gullbringe ; née au même endroit, y a toujours séjourné.— Santé antérieure bonne pendant l'enfance ; plus tard, elle eut des cardialgies. Le frère de sa mère est mort de lèpre tubéreuse, il vivait à Vesturkot, à la même ferme que la malade. Il est mort il y a trente-cinq ans, donc cinq années avant la naissance de sa nièce. Deux petits cousins maternels, mais de deux frères différents, sont morts de lèpre. Le père et la mère de la malade sont tous les deux bien portants. Elle a eu neuf frères et sœurs, quatre seulement sont vivants.

A l'âge de 15 ans, une petite tache bleue apparut à la joue gauche, un an après des taches semblables ont paru aux bras, et, à 17 ans, il en est venu au dos. Pas de véritables prodromes, si ce n'est qu'elle eut des rachialgies et des frissons. A la fin de sa dix-septième année, des taches bleues ont paru aux jambes, aux coudes et aux genoux. Des anesthésies se sont développées en même temps que des taches. Les premières nodosités ont paru quelques années après aux jambes, et plus tard sur le tronc.

État actuel. — Pouls 96, régulier et vigoureux. La face est flasque, avec une expression de désespoir. Paralysie faciale droite. La mimique a presque disparu. Perforation palatine congénitale. Les sourcils ont disparu depuis deux ans. Les paupières ne peuvent être fermées qu'à moitié. La vue a diminué depuis le commencement de la maladie. Les sclérotiques sont œdémateuses et décolorées. Les pupilles sont anguleuses et ne réagissent que faiblement à la lumière. Aux joues et au front on voit des grandes taches pâles, elles offrent l'aspect de l'érythème et de la sclérodermie et sont accompagnées de nombreuses télangiectasies et d'œdème dans les parties avoisinantes. Depuis le commencement de la maladie, la transpiration a augmenté nuit et jour. Des anesthésies existent aux pieds et aux cuisses. Aux bras, la sensibilité est abaissée. Dans les cicatrices, consécutives à d'anciens lépromes ulcérés, on trouve de l'analgésie et en plusieurs endroits, de l'anesthésie pour une assez forte pression. Des petites nodosités existent autour de la bouche ; au coude droit il y en a d'ulcérées. Le tronc et les extrémités sont couverts de nombreuses cicatrices, restes de lépromes ulcérés ou résorbés. Les cheveux tombent beaucoup surtout depuis un érysipèle qu'elle a eu il y a quelques années. Pas d'épaississement des nerfs. Depuis le commencement de la maladie, elle est tourmentée de névralgies violentes dans les deux gros orteils. Les réflexes rotuliens sont conservés. La jambe droite a un aspect éléphantiasique et est énormément œdématiée. A son milieu, on trouve un ulcère annulaire de la largeur d'une main, laissé absolument sans soins. La jambe gauche est œdématiée mais n'offre pas d'ulcère. La musculature des mains est complètement atrophiée.

Obs. 16. — *Lèpre anesthésique.* — Gudbjorg J..., 56 ans, célibataire, placée aux frais de la commune ; domicile, Jarngerdarstadir dans Grindavik (Gullbringe), née à Landeyar V. Skaptafells Syssel. Jusqu'à l'âge de 30 ans, elle est restée dans le Skaptafells-Syssel où la maladie actuelle éclata. — A l'âge de 26 ans, elle a eu une fièvre typhoïde, elle n'a pas eu d'autre maladie jusqu'à l'apparition de la lèpre à l'âge de 49 ans. Pas de lèpre dans la famille. Les parents sont morts, mais pas de lèpre. Sur 12 frères et sœurs, 4 sont vivants et bien portants, 7 sont morts en bas âge, 1 s'est noyé. Elle dit ne pas avoir vécu intimement avec des lépreux.

Dans sa quarante-neuvième année c'est-à-dire il y a sept ans, des taches anesthésiques ont paru aux pieds, aux mains et à la face, au début, elles étaient rouges, surélevées et de grandeur variable. Elles ont augmenté en nombre mais pas en grandeur. Elles se sont encore montrées dans la région des lombes et des épaules, partout elles étaient anesthésiques. Ces taches ont blanchi au fur et à mesure, quelquefois, en débutant par le centre, d'autres fois, par la périphérie. La peau à leur niveau s'écaillait. Il n'y a jamais eu de nodosités.

État actuel. — Pouls 100, régulier, petit, mou. La face offre une pâleur semblable à du tissu cicatriciel ; la partie supérieure du territoire du nerf facial est paralysée. Il y a des fortes contractions fibrillaires dans les deux zygomatiques. Les sourcils sont clairsemés mais conservés. Il y a de l'ectropion des deux paupières inférieures, qui ne peuvent pas être fermées ; il y a, en même temps, de l'épiphora et de la conjonctivite chronique double. Sur la cornée de l'œil droit des taches, sur la cornée gauche, dans son segment inférieur, une kératite parenchymateuse vasculaire d'origine récente. Ces lésions sont évidemment dues à l'anesthésie complète des cornées, car on peut poser le doigt sur la cornée sans qu'il se produise le moindre réflexe. La vue a diminué depuis sa fièvre typhoïde. La voix est rouillée et un peu sifflante. Sueurs abondantes la nuit. Elle sent continuellement du froid aux extrémités qui sont complètement anesthésiques et analgésiques. En dehors des extrémités, des anesthésies existent au front et dans les taches décrites ci-dessous. Sur le tronc on remarque une pigmentation fortement tachetée de brun ; dans ces parties brunes, des îlots blanchâtres qui sont le siège d'une anesthésie complète. Pas de nodosités. Ses cheveux sont clairsemés, mais sa fièvre typhoïde, et un érésypèle quatre fois répété de la face, semblent en être la cause. Les nerfs ne sont pas épaissis. Les réflexes sont conservés. De temps en temps elle a des névralgies de l'orteil du pied droit, moins souvent, au pied gauche. Les mains sont maigres, pâles, et froides au toucher comme les pieds. L'annulaire et l'auriculaire de la main gauche commencent à être contractés. La musculature des mains est complètement atrophiée, les espaces interosseux sont tout à fait creux.

Obs. 17. — *Lèpre anesthésique mixte.* — Halldor T..., 30 ans, ouvrier ; domicile, Flekkuvik Vatnsleysströndum Gullbringe, né à Knararnes mêmes Hrepp et Syssel. — Il a passé dix ans à son lieu de naissance, plus tard, il est allé à Flekkuvik où la maladie a commencé. Son père est mort de lèpre tubéreuse, il vécut et mourut à Knararnes, il y a vingt ans. Sa mère vit et est bien portante. Il a eu 3 frères et sœurs, 1 seul est mort, les 2 autres sont bien portants.

La maladie a commencé il y a cinq ans, c'est-à-dire, quinze années après la mort du père, par des taches anesthésiques aux jambes et aux cuisses sans avoir été précédée de prodromes. Les anesthésies ont disparu de nouveau deux années après. Cet hiver, des nodosités ont paru au front, quelques-unes aux avant-bras et à la jambe gauche.

État actuel. — Pouls 96, régulier. Au-dessus du sourcil droit il existe un groupe de petites nodosités, au-dessus du sourcil gauche il y en a une grande, la mimique est bonne. La bouche est normale mais il y a de la pharyngite chronique. Les sourcils sont tombés il y a un an. Les paupières sont le siège de fortes contractions fibrillaires. Enfin il y a de la conjonctivite chronique. La vue est bonne. La voix est vigoureuse et sonore. Des sueurs abondantes paraissent au moindre effort ; pas de sueurs la nuit. Les mains sont complètement anesthésiées. Les avant-bras sont analgésiés. Aux jambes les troubles de la sensibilité offrent la même disposition ; on y voit en outre de nombreuses cicatrices consécutives à des blessures. Dans les régions lombaires de nombreuses taches de couleur bleu violet et de la grandeur d'une pièce de 1 franc, elles sont irrégulières et fortement pigmentées ; une tache couleur de café existe dans la région au-dessous de l'aile gauche. En dehors du front des nodosités isolées aux avant-bras, à la jambe et au coude gauche. Une tache isolée grande comme 1 fr. ressemblant à de la morphée et bordée d'un cercle lilas à la jambe droite. Les nerfs cubitaux ne sont pas nettement épaissis. Les réflexes rotuliens sont conservés. A l'âge de 26 ans, un mal perforant apparut au calcanéum droit, à sa suite, on voit une cicatrice calleuse offrant des nodosités. Les mains sont pâles, maigres et leur musculature est fortement atrophiée. Le second orteil des deux pieds est complètement incurvé et le serait depuis l'enfance, d'après le malade.

Obs. 18. — *Lèpre anesthésique.* — Emérintiana T..., 42 ans, servante autrefois, maintenant placée aux frais de la commune ; domicile, Reikiavik ; née à Prestbakki Sogn V. Skaptafell. — Elle est restée à

Prestbakki jusqu'à l'âge de 20 ans, ensuite à Reikiavik, de 1890 à 1892 elle est restée à Borgarfjord où la maladie éclata. Dans son enfance, elle était rachitique ; de 14 à 20 ans, elle souffrait de douleurs rhumatismales, (était alors gardeuse de moutons). Depuis trois ans elle se plaint de troubles nerveux. La mère vit et est bien portante. Le père est mort de lèpre tubéreuse il y a seize à dix-sept ans à Prestbakki après cinq à six ans de maladie, (il s'appelait Torkell J...). Ils étaient 9 frères et sœurs, 3 sont vivants c'est-à-dire 2 frères bien portants et la malade. Une sœur Kristine Torkelsdottir à été enlevée par l'influenza en 1894, elle était lépreuse, elle est morte à Prestbakki.

La maladie a commencé il y a trois ans avec des faiblesses croissantes, qui se montraient quand elle trayait, la sensibilité diminua en même temps aux pieds et aux mains. Il n'y a jamais eu de prodromes à proprement parler ; elle a fréquemment eu des rachialgies et des pesanteurs de la tête, de temps en temps de rares frissons et des douleurs de jambes. Jamais des nodosités ne se sont montrées.

État actuel. — Pouls 102, régulier et petit. En dehors de quelques contractions fibrillaires aux sourcils on ne constate rien à la face. La malade est très sensible à de légères piqûres pratiquées au front comme s'il y avait de l'hyperesthésie. Aux coudes, il y a des anesthésies et des analgésies très nettes sur une étendue d'une paume de main d'enfant. On trouve encore des anesthésies aux rotules, aux orteils, à la plante et au dos des pieds, dépassant un peu les malléoles externes. Aux mains la sensibilité est abaissée mais nulle part éteinte. La peau n'offre pas de taches. Il n'y a pas d'épaississement des nerfs. Les réflexes sont bien conservés. La malade a souvent des névralgies des gros orteils survenant sous forme d'accès. La musculature des pieds est fortement atrophiée, surtout, celle des muscles extenseurs. Les mains sont maigres, froides et pâles. Les deux auriculaires sont légèrement incurvés. Il y a de l'atrophie générale de tous les muscles de la main. La malade a été revue en 1895 ; son état est sans changement, elle se trouve bien.

Obs. 19. — *Lèpre tubéreuse.* — Margrjet G..., 44 ans, placée aux frais de la commune ; domicile, Saudagerde, Reikiavik, née à Reikiavik. — Jusqu'à l'âge de 20 ans elle est restée dans la ville de Reikiavik, plus tard, pendant dix-huit ans, elle est allée à Alptarnes, trois ans dans le Standasyssel, depuis elle est à Reikiavik. Elle dit avoir été scrofuleuse étant enfant, elle souffrait des yeux et des oreilles, elle était faible et sujette à des rhumes fréquents. A l'âge de 12 ans elle aurait craché le sang. Les accidents de poitrine ont disparu plus tard. Cet hiver elle a eu l'influenza mais s'en est bien remise. Point de lèpre dans la famille. Le père et la mère sont morts mais pas de lèpre. Ils étaient 10 frères et sœurs, 8 sont vivants, tous sont bien portants en dehors de notre malade, 2 sont morts l'un en jeune âge, l'autre de froid.

La maladie a commencé il y a trois ans avec des maux de tête violents, une tache rouge bleuâtre parut au cou. Elle a eu quelquefois des épistaxis, des bouffées de chaleur à la face, de la gêne habituelle du nez et des douleurs rhumatismales des jambes. Des nodosités ont paru ensuite aux sourcils et aux coudes et ont grossi successivement en nombre et en grandeur, elles ont aussi paru aux poignets. Les pieds se sont œdématiés.

État actuel. — Pouls 108. La face est couverte de grandes et de petites nodosités, elles sont surtout grandes et nombreuses au front, à la lèvre supérieure (où elles sont confluentes) et au menton; plusieurs d'entre elles sont crevassées et ulcérées. Le nez est également couvert de lépromes surtout dans la région des narines. Il y a des nodosités au voile du palais, à la luette et sur le pilier antérieur du côté droit. Les sourcils ont disparu il y a un an après un érysipèle de la face. La vue est bonne, mais il existe des nodosités aux paupières. La voix est bonne. Dans quelques nodosités, il paraît y avoir de l'hyperesthésie; aux deux coudes il y a des plaques grandes comme une pièce de 5 francs qui sont le siège de petites analgésies, c'est-à-dire, les piqûres sont senties comme une pression, sans douleurs. Nulle part on ne constate de cicatrices consécutives à des lésions accidentelles. Au tiers inférieur de la face antérieure de la jambe droite seule, il y a une tache formée par une surface pigmentée de couleur brunâtre, de la grandeur d'une paume de main. Des nodosités existent partout dans la peau, et profondément dans les muscles ; elles sont très répandues aux extrémités, moins sur le corps. Les nerfs ne sont pas épaissis. Les réflexes sont bons. Le malade n'a jamais eu de névralgies du gros orteil. En dehors des ganglions du cou les autres ganglions ne sont pas augmentés. Les pieds sont normaux. Les mains sont couvertes de nodosités de couleur brune. La malade a été revue en 1895, elle habite maintenant à Havnefjord dans le Gullbringe-syssel ; son état s'est amélioré par l'emploi du baume de Gurjun. Les nodosités du bras et du front se sont aplaties.

Obs. 20. — *Lèpre tubéreuse.* — Ingibjörg T..., 31 ans, servante ; domicile, Birtengarholtir Reikiavik, née à Birtengarholtir Hodakot Gumsnes (Arnes). Elle a quitté son lieu de naissance dans sa première année et elle a vécu jusqu'à l'âge de 18 ans dans le district Œlfusa ; depuis ce moment elle est à Reikiavik. — Dans son enfance, elle était scrofuleuse, elle souffrait des yeux depuis une rougeole et avait des ganglions suppurés dans les aisselles. Elle avait la voix rauque. Trois fois dans sa vie elle dit avoir vu des lépreux mais n'avoir jamais vécu près d'eux. Pas de lèpre dans la famille. Le père est mort à 65 ans, d'après elle, de faiblesse (qui des mains aurait envahi tout le corps). La mère vit ; elle est âgée de 66 ans et serait névropathe. Ils étaient 14 frères et sœurs, 8 vivent, 4 sont morts jeunes. Enfin un frère serait mort de pneumonie, un autre d'une affection osseuse de la colonne vertébrale. Une des sœurs vivantes a eu des crampes. Un oncle paternel et un cousin maternel seraient atteints d'aliénation mentale.

La maladie a commencé il y a deux ans, d'après elle, avec des crampes de poitrine, des malaises, des maux de tête, des rachialgies surtout prononcées le soir, des frissons, des vertiges et de l'embarras et sécheresse du nez. Elle dit aussi avoir eu des épistaxis, des douleurs au bras, des sensations particulières à la face, des contractions fibrillaires aux paupières et des démangeaisons aux nodosités. En outre, il y a eu de l'anesthésie autour des poignets et des cous-de-pied qui a disparu depuis. Les premières nodosités ont également paru il y a deux ans aux paupières et aux sourcils. Il y a un an, il en est venu aux membres supérieurs, surtout aux bras.

État actuel. — Pouls 96, régulier. La face est couverte de nodosités moyennes au front, grosses comme un pois aux joues et surtout très prononcées à la joue droite. Dans la muqueuse de la lèvre supérieure on trouve une petite nodosité. La mimique est assez bonne. Les sourcils sont clairsemés et tombés à la place des nodosités. Aux paupières on ne constate plus de contractions fibrillaires mais des nodosités. La vue est mauvaise depuis sa rougeole, mais n'a pas diminué depuis la maladie actuelle. Elle a eu une affection de poitrine cet hiver, dont on ne constate plus trace maintenant. Pas d'anesthésie. Au niveau du coude gauche une cicatrice, après une brûlure, qui date de l'âge de 16 ans. Au dos, au-dessus de la région des lombes, deux groupes symétriques de formes irrégulières formés de taches brunes entièrement pigmentées. Sur les bras des taches semblables. Les nodosités existent surtout à la face. En dehors de là on en trouve quelques rares aux avant-bras et aux jambes. Les cheveux tombent mais sont encore assez bien conservés. Les deux nerfs cubitaux sont épaissis. Les réflexes sont plutôt exagérés. La malade a de temps en temps des névralgies dans l'un des gros orteils. Les ganglions cervicaux, cubitaux et inguinaux sont légèrement grossis.

Obs. 21. — *Lèpre tubéreuse.* — Torinn B..., 31 ans, mariée à un paysan ; domicile Oskjuhlid-Reikiavik, née à Ejafjördr Saurbœrhrepp. Jusqu'à l'âge de 11 ans, elle est restée chez elle. Elle n'est à Reikiavik que depuis 4 ans. — Sa santé a été bonne jusqu'à l'âge de 15 ans, où elle a eu une pneumonie. A l'âge de 25 ans, elle a servi pendant un an dans une ferme où il y avait une lépreuse qui est morte une année après. Sa mère vit et est bien portante, son père est mort de pneumonie à l'âge de 60 ans. Ils étaient 9 frères et sœurs. 4 vivent et sont bien portants. En dehors de notre malade, les quatre autres sont morts, pas de lèpre. Elle est mariée depuis 6 ans, son mari est bien portant. Elle a eu 2 enfants qui sont vivants et bien portants, elle a fait une fausse couche.

Il y a cinq ans, les membres droits étaient devenus insensibles et elle y éprouvait des fourmillements, des démangeaisons et des engourdissements. Ces symptômes disparurent au bout d'un an, ils étaient accompagnés de maux de tête, de vertiges et de frissons. Au mois de novembre 1893, les premières nodosités parurent aux pieds, puis aux mains, aux bras, enfin cet hiver à la face. Les nodosités ont augmenté en nombre et en grandeur par poussées, surtout à la suite d'un refroidissement.

État actuel. — Pouls 84, régulier. Du côté droit de la face, on trouve quelques rares petites nodosités. La mimique à droite paraît en retard sur celle de gauche. La moitié externe des sourcils est tombée cet hiver. On constate des légères contractions fibrillaires aux paupières. La malade dit qu'en se contusionnant légèrement les coudes et les jambes, elle souffre terriblement. Au sein gauche, il y a de grandes taches couleur café, sans troubles de la sensibilité. Au genou gauche, une tache bleuâtre, grande comme une pièce de 5 francs ; la sensibilité y est nettement abaissée. En dehors de la moitié droite de la face, on sent et on voit de nombreuses nodosités aux quatre extrémités. Les nerfs cubitaux sont énormément épaissis, celui du côté gauche surtout. Les réflexes rotuliens sont conservés. Les ganglions inguinaux et axillaires sont augmentés.

Obs. 22. — *Lèpre tubéreuse.* — Sigudr A..., 24 ans. Placée aux frais de la commune, paraît avoir de 50 à 60 ans ; domicile Audshottshjal Arnœs Syssel (Olfushrepp), née à Bakki, Olfushrepp-Arnœs. — N'a jamais quitté Arnœs. Dans son enfance elle a eu des adénites suppurées de l'aisselle. A l'âge de 15 ans, elle habitait la ferme de Loftstadir, près Œrebakki. Pendant la saison de pêche 1884, un pêcheur lépreux séjournait à la ferme. Il y venait en outre souvent un malade lépreux qu'elle servait. Pas de lèpre dans la famille. La mère vit et est bien portante. Le père est mort de pneumonie. Elle a deux frères et sœurs qui ne sont pas lépreux. A l'âge de 10 à 12 ans, elle souffrait beaucoup de maux de tête et d'épistaxis.

La maladie commença d'après [elle, par des œdèmes aux jambes et des douleurs rhumatismales aux membres. Les premières nodosités parurent aux bras, puis aux pieds et à la face et augmentaient en nombre et en grandeur. Il y a trois ans, un certain nombre de nodosités commençaient à s'ulcérer.

État actuel. — Pouls 120, fébrile. Figure bosselée et couverte de nodosités, la partie autour du menton a un aspect léonin. La mimique est conservée sous les nodosités. Les sourcils ont disparu l'hiver dernier et on trouve à leur place des nodosités ; de même au nez. On trouve des ulcérations lépreuses sur la voûte palatine et le voile du palais. Il y a de fortes contractions fibrillaires des paupières. La vue a baissé depuis le commencement de la maladie, mais surtout l'hiver dernier. La voix devint rauque il y a quatre ans, maintenant elle est sifflante et sans timbre. Elle tousse depuis l'hiver dernier. Cette toux augmente quand elle prend quelque chose, et la nuit. Deux fois elle a craché une cuillerée à bouche de sang. Elle crache une certaine quantité de mucosités verdâtres. Elle transpire beaucoup la nuit et aux efforts. La sensibilité est bien conservée aux extrémités supérieures et inférieures. Il y a un peu d'analgésie autour des coudes. Aux seins et aux régions scapulaires, des efflorescences symétriques, de petites taches luisantes et de couleur cuivrée, et différant beaucoup en grandeur. Les grandes forment une transition naturelle aux nodosités dont quelques-unes sont disséminées dans l'efflorescence. Des taches semblables aux extrémités. En dehors de la face, des nodosités en masse sur les bras. Sur les avant-bras de grandes ulcérations ayant la grandeur d'une main d'enfant. Les cheveux sont beaucoup tombés mais ont repoussé. A cause des nodosités, il est impossible de se rendre compte si les nerfs sont épaissis. Les réflexes sont bons. N'a jamais eu des névralgies du gros orteil. Les ganglions inguinaux sont augmentés, les pieds sont œdémateux. Les mains sont encore plus œdémateuses, bleuâtres, couvertes de nombreuses nodosités. Pas de griffes. Pas d'atrophie musculaire.

Obs. 23. — *Lèpre tubéreuse (miliaire)*. — Gudbjörg G..., 34 ans; domicile, Holshjaleigu Stekkeyrahrepp-Arnœs, née à Langarás Biskupstungahrepp Arnœs, a toujours séjourné à Biskupstunga et Stekkeyrahrepp. — Santé antérieure toujours bonne jusqu'à l'âge de 20 ans où elle eut des maux de tête qui revenaient périodiquement. On dit d'un oncle qu'il est mort de lèpre. La mère vit et est bien portante, le père est mort il y a huit ans, âgé de 70 ans. Dix frères et sœurs et quatre demi frères et sœurs. Sept sont vivants et sont très bien portants, les autres sont morts entre la deuxième et la troisième année. Elle a un enfant âgé de 5 ans. Nous apprenons par d'autres qu'elle a eu à son service pendant une année un garçon de ferme atteint de lèpre. A la ferme la plus voisine habitait autrefois un lépreux mais elle ne le fréquentait pas. Elle ne donne aucun renseignement sur une contagion possible.

Il y a trois ans, elle a découvert sa maladie, elle avait déjà eu de fréquents épistaxis, puis des douleurs rhumatismales aux jambes, des maux de tête et des frissons. Les premières nodosités parurent une année et demie après le commencement de la maladie, aux poignets, aux épaules, aux faces internes et externes des cuisses. A la face, elles ont paru il y a un an. Jamais d'anesthésies.

État actuel. — Pouls 126. La face est couverte de petites nodosités aplaties qui dépassent à peine la peau lisse et luisante. Le nez est affaissé et la peau y est comme sur la face. Des croûtes obstruent les narines. La langue et la voûte palatine sont couvertes de petites nodosités. Les sourcils ont disparu depuis l'hiver dernier. La vue est assez bonne. La voix est aphone et sifflante. Les sueurs sont quelquefois augmentées. Point d'anesthésie. Il y a des groupes symétriques de petites taches brunes et luisantes, aux régions scapulaires et aux genoux. On trouve des efflorescences semblables aux bras, mais ici, elles sont mélangées avec des quantités de petites nodosités généralement miliaires. Les mains sont presque exemptes de nodosités, les extrémités inférieures, par contre, en sont parsemées de petites. Sur les cuisses, il y en a de plus grandes et des traces consécutives à des nodosités résorbées. Les cheveux sont clairsemés. Les nerfs ne sont pas épaissis d'une façon sensible. Les réflexes sont bons. Les ganglions inguinaux sont un peu augmentés. Nous pouvons citer comme exemple de la promiscuité qui règne entre les malades et les sains, que l'homme qui l'accompagnait buvait à la même bouteille qu'elle.

Obs. 24. — *Lèpre tubéreuse.* — Sœmundur L..., 32 ans, paraissant 50 à 55 ans, pêcheur l'hiver, agriculteur l'été ; domicile, Framnes, Stokkseyrahrepp Arnœs, né à Foki, même district. — Il n'a jamais quitté sa commune. Toujours bien portant. Il n'y a que huit ans qu'il est malade, à cette époque de toutes petites nodosités apparurent au front. Il n'avait pas de malaises au moment de l'apparition de la maladie. Mais il y a cinq ans il souffrait de violentes démangeaisons, sur tout le corps, qui durèrent six mois. Le père est mort de pneumonie, il n'était pas lépreux. La mère du malade « Solvig O... » est morte de lèpre tubéreuse, il y a neuf ans, à Foki. Elle a été malade seulement deux ans. Notre malade a eu treize frères et sœurs dont huit sont vivants et aucun ne paraît être lépreux. Il était à Framnes au moment de l'éruption de la maladie.

Il y a huit ou neuf ans des nodosités parurent au front, comme déjà dit, sans prodromes ; trois années après son nez était sec et bouché. Quelques fois il eut des épistaxis, de temps en temps des douleurs aux jambes. Les premières nodosités parurent au front. Deux ou trois années après elles viennent aux extrémités, aux poignets et aux cous-de-pieds. Ces nodosités augmentèrent en nombre et en grandeur sans envahir le corps. Des ulcérations se montrèrent pour la première fois il y a un an.

État actuel. — Pouls 72, régulier. La face est couverte de grandes et petites nodosités. Beaucoup sont ulcérées au front et à la lèvre supérieure. La mimique est bien conservée. Le nez est couvert de nodosités. On trouve des lépromes sur toute la voûte palatine, les amygdales et les piliers. Les sourcils sont tombés depuis deux ans. Aux paupières il y a de fortes contractions fibrillaires. La vue est bonne. La voix est rauque et sifflante depuis quatre ans environ. Sueurs profuses la nuit et au moindre effort. Pas d'anesthésie. Parmi les nodosités en nombre relativement faible, on trouve des petites taches brunes et luisantes de grandeur ordinaire. En dehors de la face des nodosités au membre supérieur droit, mais surtout des traces d'anciennes éruptions. Aux extrémités inférieures peu de nodosités fraîches, mais des taches innombrables d'anciennes. Des maux perforants à la malléole externe droite, au premier et au deuxième orteil droit. Les nerfs cubitaux sont fortement épaissis des deux côtés. Il y a deux ans le malade a eu quelques névralgies du gros orteil. Les réflexes rotuliens sont conservés. Les ganglions sont augmentés de volume. Les pieds sont couverts de nodosités et d'eczéma, la peau s'écaille. Quelques nodosités aux mains. Pas de griffes. Commencement d'atrophie musculaire.

Revu en 1895, son état est presque sans changement, si ce n'est, que les nodosités ont considérablement augmenté en nombre et en grandeur à la face.

Obs. 25. — *Lèpre mixte.* — Elin S..., 31 ans, placée au frais de la commune, 100 francs par an; domicile, Gnerstastadr, née à Sydrigrof, Villingholtshrepp, Arnœs. N'a jamais quitté Arnœs. — Le grand-père et le père Sigurdr S .., le dernier âgé de 57 ans, sont morts de lèpre tubéreuse à Sydrigrof. Le père avait été malade pendant 8 ans. La mère vit à Sydrigrof. C'est la malade de l'observation suivante Tora O..., âgée de 54 ans et atteinte depuis neuf ans de lèpre anesthésique. Sept frères et sœurs sont vivants, trois sont morts jeunes, deux frères et deux sœurs ont été examinés et ont été trouvés bien portants. Deux frères habitent l'ouest de l'Ile dont l'un Bergur S..., à Isefjord est lépreux, enfin le plus jeune agé de 15 ans, dont sera été parlé à propos de la mère est suspect.

Elle commença à devenir malade à l'âge de 20 ans. Symptômes habituels du nez, épistaxis et douleurs des jambes. Des nodosités ont paru à la face et au cou. Elles ont augmenté en nombre et en grandeur. Elles se sont ensuite portées aux poignets et un peu aux pieds s'étendant au fur et à mesure le long des bras. Les extrémités inférieures en ont été relativement exemptes.

Etat actuel. — Pouls 96, régulier et vigoureux. La face offre un aspect inégal et bosselé, elle est couverte de nodosités rapprochées. Un grand nombre d'entre elles sont excoriées et beaucoup sont couvertes de croûtes au sommet. La mimique est assez bonne. Le nez est complètement bouché. Il y a quelques nodosités sur la langue. La voûte palatine et les piliers ne forment qu'une seule surface de nodosités ulcérées. La vue a diminué depuis le commencement de la maladie. De fortes douleurs oculaires se sont produites cet hiver. La malade est presque aphone et ne peut qu'articuler un mot de temps en temps. A l'âge de 20 ans elle avait des hémoptysies. Pour le moment elle est oppressée, tousse un peu moins, ne crache pas le sang. Les sueurs sont violentes la nuit, et **aux** moindres efforts. Sensibilité au contact et la douleur est diminuée aux avant-bras. Il existe des anesthésies semblables dans le territoire des péroniers. Il est difficile de déterminer exactement leur limite à cause de l'aphonie et de la débilité de la malade. Sur tout le corps mais surtout aux extrémités, on trouve des petites traces de couleur brune consécutives à des nodosités antérieures. Elles sont disséminées dans les nodosités existantes. En dehors de la face et du cou on trouve des nodosités en grande quantité sur les bras. Les extrémités inférieures sont seulement œdémateuses et bleuâtres mais il n'y existe presque pas de nodosités. Les cheveux sont bien conservés, les ongles aussi. L'épaississement des nerfs n'est pas prononcé. Les réflexes rotuliens sont bons. Les ganglions axillaires et inguinaux sont hypertrophiés. Les mains n'offrent presque pas de nodosités. On en trouve pourtant dans le premier espace interosseux des deux côtés. Pas de 'griffes. Commencement d'atrophie des muscles thénar, hypothénar et interosseux.

Obs. 26. — *Lèpre anesthésique.* — Tora O..., 54 ans, veuve d'un paysan ; domicile, Sydrigrof, Villingholtshrepp, Arnœs, née à Œnndarholt même hrepp. Elle a passé 7 années dans son lieu de naissance ; depuis, elle habite Sydrigrof. — Santé antérieure bonne jusqu'à l'apparition de la maladie actuelle. Elle se maria en l'hiver 1859-1860. Son mari devint lépreux après 18 ans de mariage. Le grand-père de celui-ci, qu'il n'a jamais connu, avait été lépreux par son père. Un des frères du mari avait aussi été lépreux (aveugle, il le suivait partout), il s'appelait Torbjorn S..., et est mort en 1870. Son mari, Sigurd S..., est mort il y a 8 ans de lèpre tubéreuse âgé de 56 ans après 7 à 8 ans de maladie. Les parents de notre malade étaient bien portants. Une sœur vit et est bien portante. Elle a eu onze enfants, trois sont morts tout petits. Un fils qui habite l'ouest de l'Islande est lépreux ; le plus jeune âgé maintenant de 15 ans est né après l'apparition de la maladie du père. Il a été examiné, a des vertiges, est anémique et ses sourcils tombent, il n'a pas d'anesthésie. Une fille de 31 ans, S..., est atteinte de lèpre mixte depuis onze ans. Voir l'obs. 25. Les autres enfants sont bien portants.

Il y a neuf ans, des anneaux rouges parurent sur tout le corps, y compris les extrémités ; dans les anneaux, il y avait des taches de peau saine (la maladie commença donc une année avant la mort du mari). Elle eut des frissons, des maux de tête, des vertiges ; et avait aussi dans les articulations de fortes douleurs qui disparurent au moment de l'éruption des taches. Au début de la maladie il y avait de l'anesthésie en dedans de ces anneaux. Cette anesthésie s'est maintenue pendant un à deux ans puis a disparu à l'endroit des taches ; aux mains et aux pieds, au contraire, elle a persisté.

État actuel. — Pouls 114. Mimique flasque. La coloration est assez bonne. Les sourcils sont presque tombés, la paupière gauche peut se fermer, la paupière droite ne se ferme qu'à demi. Il y a de l'ectropion de l'œil droit. Taches sur les cornées des deux yeux. La sensibilité y est abaissée sans véritable anesthésie. Conjonctivite chronique. La vue commença à baisser il y a quatre ans. La voix est bonne. Fortes sueurs nuit et jour. Il existe des anesthésies irrégulières ; ce sont surtout des analgésies dans les régions cubitales des mains, sur lesquelles on trouve beaucoup de brûlures. La sensibilité est abaissée aux malléoles externes. Au pied droit, on trouve de grandes cicatrices à la suite de lésions accidentelles. Des pigmentations de couleur brunâtre, irrégulières, existent aux épaules et dans la région au-dessous des aisselles. A côté on trouve des parties de peau blanche ressemblant à du vitiligo. Pas de nodosité. Les nerfs cubitaux sont énormément épaissis presque de la grosseur de l'auri-

‹ulaire. Elle a toujours eu des névralgies dans le gros orteil du pied droit. Quelquefois dans celui du pied gauche. Au pied droit on remarque un commencement de déformation des orteils. Au gros orteil de ce pied il y a un mal perforant. Rien au pied gauche. Le cinquième doigt de chaque main est incurvé. A la main droite, en plus, du raccourcissement et de la réaction cicatricielle de la peau. Les autres doigts ne peuvent pas être redressés au delà d'un angle de 45 degrés. La musculature est partout atrophique. La force est assez bonne. (Son fils dit qu'elle est capable de soulever un poids de 50 kilog. mais qu'elle est incapable de ramasser une aiguille.)

Obs. 27. — *Lèpre anesthésique.* — Gisli J..., 52 ans, journalier, placé pour 90 francs ; domicile, Tykkvabœ (Ashrepp) Rangarvalla, né à Holtahrepp. Il a toujours vécu à Holtahrepp à l'exception de l'âge de 20 à 22 ans où il était à Keflavik et à Reikiavik. — Toujours bien portant jusqu'à l'âge de 30 ans. Il y a trois ou quatre ans il a partagé le lit d'un lépreux pendant trois mois. Ses parents sont morts, mais n'étaient pas lépreux. Un demi frère Jon J... est mort il y a dix ans de lèpre anesthésique à Gullbringe Syssel à l'âge de 50 ans. Trois frères et sœurs sont vivants ; ils ne sont pas lépreux. Il a 2 enfants qui sont bien portants.

A l'âge de 30 ans il eut des douleurs aux jambes, des névralgies et des maux de tête, tout de suite des anesthésies parurent aux extrémités, elles ont augmenté depuis, et peu à peu les doigts des mains et ceux des pieds sont tombés, leur chute avait été précédée d'étranglement et de momification. Il n'a jamais eu de nodosités.

État actuel. — Pouls 96. Paralysie faciale des deux côtés. La face paraît atrophiée, pâle et maigre, sans mimique. Les sourcils sont assez bien conservés, les paupières ne ferment qu'à moitié. Il y a ectropion des deux côtés. La vue est faible et le malade ne supporte pas le jour. Les cornées sont anesthésiées, la voix est claire. Il aurait eu des kystes hydatiques du poumon dans sa jeunesse. Il en a rendu dans les crachats. Sueurs, extrêmement violentes la nuit. Analgésie et anesthésie complètes des extrémités. Sur le corps elles existent sous forme de grandes taches. La sensibilité est seulement intacte au pli du coude et à la tempe gauches. Sur le restant du corps l'anesthésie est incomplète. Les nerfs cubitaux sont fortement épaissis. Les réflexes rotuliens sont éteints. Des mains, il n'existe que le pouce qui est ankylosé en forme de crochet ourné en dedans. La musculature des mains est partout atrophiée.

Obs. 28. — *Lèpre tubéreuse.* — Torsteinn S..., 18 ans, chez sa mère à laquelle la commune donne 100 francs par an ; domicile, Gata, Holtahrepp, Rangarvalla. N'a jamais quitté Holtahrepp. A toujours été bien portant. Le père Stefan T. est mort à Pula il y a douze ans de lèpre tubéreuse après avoir été malade pendant deux ans. Les gens de l'entourage croient qu'il a été

contagionné par son père. Une sœur Sigurdbjarg S... est également
atteinte de lèpre tubéreuse (voir l'obs. 31). 4 autres frères et sœurs vivent
et sont bien portants.

La maladie commença il y a dix ans par des nodosités à la face, aux
mains et aux pieds. La mère ne peut pas fournir de renseignements sur
les prodromes.

État actuel. — Pouls 126. Masque de mort. La peau est partout couverte
de cicatrices lisses et luisantes. Le nez est affaissé. Les sourcils ont
disparu. La vue de l'œil droit est perdue depuis l'hiver 1894 (staphylome
de la cornée). Il est presque aphone. La peau des extrémités, couverte de
cicatrices, s'écaille; des croûtes s'en détachent, et elle offre des lésions
eczémateuses. Il transpire abondamment la nuit. Aurait eu des taches
anesthésiques autrefois aux jambes et aux pieds. A leur place il y a
maintenant des ulcérations. Les nodosités sont partout en régression.
(Il n'a pas été procédé à un examen plus approfondi vu l'état débile du
malade.)

Obs. 29. — *Lèpre tubéreuse.* — Gunnar A..., veuf, 63 ans, paysan; domicile,
Hvamm à Landi, Landhrepp, Rangarvalla, né à Galtaleik même Hrepp.
Pendant sa jeunesse, il a été à la pêche à Arnœs. — Santé antérieure
bonne. Étant le paysan le plus riche de sa paroisse, il lui est arrivé
souvent de donner l'hospitalité à des lépreux. Pas de lèpre dans
la famille. Il a neuf frères et sœurs, aucun lépreux. Sa femme est morte
de pneumonie. Un fils est bien portant. Six autres enfants sont morts en
bas âge du croup.

Il y a dix ans, la maladie a commencé par des nodosités aux sourcils
et à la face; il ne se rappelle pas avoir eu de prodromes.

État actuel. — La face offre le facies léonin typique, on y trouve
plusieurs nodosités. La mimique est assez bien conservée. La bouche
présente partout des lépromes ulcérés. Les sourcils sont tombés. La voix
est rauque et aphone. Des sueurs abondantes surviennent la nuit. Les
extrémités sont le siège d'anesthésies et d'analgésies très prononcées. En
dehors de la face, on trouve des nodosités couleur de safran, disséminées
aux mains et aux pieds. Les pieds sont œdémateux et épaissis. Les mains
n'offrent pas de griffes, mais la musculature commence à s'atrophier.

Obs. 30. — *Lèpre (tubéreuse) mixte.* — Brynjolfr B...,37 ans, paysan; domicile, Fula, Holtahrepp, Rangarvalla, né à Saurbœr, est toujours resté dans
le même Hrepp. — Santé antérieure bonne. Un oncle est mort de lèpre
tubéreuse. Il est marié, et a eu cinq enfants, dont deux vivent et sont bien
portants.

La maladie a commencé il y a cinq ans par des nodosités sur tout le
corps, aux bras et aux jambes.

État actuel. — Le front est léonin, la mimique est comme raidie à cause de grandes nodosités confluentes sur les joues. Le nez est couvert de grandes nodosités, dont quelques-unes sont ulcérées. Il y a de même des grandes ulcérations partout dans la bouche. Les sourcils ont disparu. La voix est rauque et voilée. Les jambes offrent des anesthésies étendues. Rien ailleurs.

Obs. 31. — *Lèpre (tubéreuse) mixte.* — Sigurdbjörg S..., 15 ans, chez sa mère ; domicile, Gata dans Hoetahrepp, Rangarvalla, né à Pula même Hrepp. N'a jamais quitté Rangarvalla. — Bien portante jusqu'à l'âge de 11 ans. Pour sa famille voir l'obs. 28 Torsteinn S...

Il y a quatre ans, des nodosités ont paru sans prodromes sur l'œil gauche.

État actuel. — La face est couverte de grandes et de petites nodosités. Sur la voûte palatine il y a quelques rares nodosités. Les sourcils ont disparu. La vue et la voix sont bonnes. Aux extrémités, il existe des nodosités étendues. Elles sont en outre couvertes de nodosités miliaires.

Obs. 32. — *Lèpre (tubéreuse) mixte.*— Jón J..., 50 ans ; domicile, Filflholt, Landeyumhrepp, Rangarvalla, né à Berjanes même Hrepp. — Il y a dix à douze ans, il a vécu quatre années à Arnœs. Pendant deux ans, il a habité une ferme dans laquelle était un malade lépreux. A lui-même pris la lèpre pendant qu'il y séjournait Pas de lèpre dans la famille. Les parents vivent et sont bien portants. Douze frères et sœurs, tous sont bien portants. Ses cinq enfants se portent bien.

Il y a dix à douze ans, sans s'être aperçu de prodromes, des nodosités apparurent aux cous-de-pieds et aux poignets.

État actuel. — De rares nodosités au front. Les sourcils ont disparu. La voix est nasillarde. Des anesthésies étendues existent un peu partout, sur le tronc et les extrémités, et sur ces dernières aussi quelques nodosités.

Obs. 33 (incomplète). — *Lèpre (tubéreuse) mixte.* — Margret S..., 31 ans, placée aux frais de la commune pour 100 francs ; domicile, Framnes dans Ashrepp Rangarvalla, née à Hómrum, même hrepp. A toujours séjourné au même endroit. — Bien portante jusqu'à ce qu'elle fut prise de la maladie actuelle, il y a six ans. Elle était atteinte de gale et partageait le lit d'un lépreux pendant un an ; elle est devenue malade à la suite Pas de lèpre dans la famille.

Obs. 34. — *Lèpre tubéreuse.* — Gudrun E..., 27 ans, mariée à un journalier ; domicile, Hvoli, Myrdal, Dyrholahrepp, Vester Skaptafellsyssel, née à Litingstadir, même Hrepp. Elle habitait Raudalekr. — Il y a 4 ans elle est allée à Vatnsleysastrand à la ferme de Torustadr où elle est tombée malade. Elle dit avoir été bien portante jusqu'au commencement de la maladie actuelle. Pas de lèpre chez les ascendants, le père vit et est bien portant. La mère est morte d'un cancer du sein. Elle a eu 4 frères et sœurs. Un frère est mort, une sœur est lépreuse (voir obs. 38). Les autres sont probablement bien portants. Elle a eu 3 enfants dont un est vivant et est scrofuleux (il a des adénites derrière les oreilles). Les deux qui sont morts étaient jumeaux et nés à 8 mois.

Il y a 4 ans elle a eu la série complète de prodromes, et d'une façon très prononcée des malaises, des maux de tête, des frissons, des vertiges, puis sécheresse et obstruction du nez, épistaxis et douleurs osseuses. Les premières nodosités parurent au commencement de la maladie aux paupières, à la face, au bras gauche et aux jambes. Les jambes s'œdématiaient, les nodosités augmentaient en nombre et en grandeur, puis des ulcérations parurent aux pieds.

État actuel. — La face est couverte de nodosités, la plupart petites, la moitié supérieure du front seule est libre. Beaucoup de nodosités sont ulcérées et couvertes de croûtes. La mimique est faible. Le nez est bouché. A la voûte palatine, et aux piliers, des léprômes ulcérés. Les sourcils ont disparu au début de la maladie. Aux paupières où il y a des nodosités on voit des contractions fibrillaires. La vue de l'œil droit est bonne ; à l'œil gauche il y a des lépromes plats sur l'iris et la sclérotique. La périphérie de la cornée est opaque, la pupille n'a que la grandeur d'une tête d'épingle. La voix est rouillée, sans timbre. Elle n'a ni sueurs ni anesthésie ; mais des petites taches, couleur de café, en grande abondance, sur tout le dos, excepté le long de la colonne vertébrale. On y voit d'autres taches plus grandes, quelques-unes violettes, consécutives à des nodosités, et de nombreuses ulcérations de grandeur variable dont quelques-unes sont couvertes de croûtes. Aux extrêmités inférieures des nombreuses taches, également consécutives à des éruptions antérieures. On ne trouve pas d'épaississement des nerfs. Elle n'a pas eu de névralgies des gros orteils. Les réflexes sont bons. Les pieds et les mains sont normaux, il y a seulement un peu d'atrophie musculaire de ces dernières.

Obs. 35. — *Lèpre tubéreuse.* — Magnus Johan S..., 21 ans, garçon de ferme ; domicile Storchedi, Myrdal, V. Skaptafell, né à Ngardvik dans Gullbringe. Il est resté à son lieu de naissance jusqu'à l'âge de 10 ans ; de là il est allé à Shaptafell où la maladie a éclaté. — Il nie la contagion. Santé antérieure bonne. Son père Stéphan M..., est mort il y a 11 ans de lèpre tubéreuse après 2 années de maladie. Sa mère vit et est bien portante. Une sœur est bien portante, une autre est morte.

Il y a un an et demi, la maladie commença avec des malaises, des frissons, sécheresse et obstruction du nez, des douleurs osseuses et des crampes. Les premières nodosités parurent au front et s'éparpillèrent à la face.

État actuel. — Pouls 120. A la face des nodosités disséminées ; au front il y en a un grand groupe en forme de choux-fleurs. Les piliers sont couverts d'ulcérations. Les sourcils ont disparu. Aux paupières il y a des nodosités. A l'œil gauche de la kérato-conjonctivite ; la cornée réagit lentement. La voix est rauque (le malade ayant par erreur, reçu sa bouteille de baume de Gurjun trop tôt, s'est sauvé de sorte qu'il a été impossible de continuer l'interrogatoire).

Ops. 36. — *Lèpre (tubéreuse) mixte.* — Jon J..., veuf, 50 ans, placé aux frais de la commune pour 90 francs par an ; domicile, Heilak, Fljotshlid, Rangarvalla, né au même endroit. — Pendant neuf années de 1883 à 1892 à Gardi dans le Gullbringe. Le reste du temps à Heilœk. Il y a dix ans il a rejeté un kyste hydatique du poumon accompagné d'hémoptysie. A l'âge de 15 ans il était en service avec un garçon lépreux. Pas de lèpre dans la famille. Le père s'est noyé. La mère vit et est très bien portant. Il a trois demi frère et sœurs, tous bien portants. Il a deux enfants bien portants.

La maladie commença il y a quatre ans avec des malaises, des maux de tête, des frissons, quelques vertiges accompagnés de douleurs osseuses intenses, au point de l'empêcher de dormir. Des œdèmes se sont développés aux pieds et se sont maintenus depuis. Des nodosités ont paru d'abord aux pieds, puis aux cuisses, aux mains et aux bras. Elle ont augmenté en nombre depuis. Déjà pendant la première année des taches anesthésiques parurent aux doigts de pied et aux pieds.

État actuel. — Pouls 102. Au front il existe un grand groupe de petites nodosités, aux joues il y en a de plates. Sur toute la face des traces d'anciennes éruptions. Le nez est gros. La langue et le voile du palais sont couverts de nodosités ulcérées. Les sourcils ont disparu l'année dernière. La vue est bonne. Conjonctivite double. La voix est rouillée. Sueurs intenses nuit et jour. Des taches grandes comme une paume de main d'enfant, de couleur violette et complètement analgésiques aux deux coudes. Sur les avant-bras et sur les jambes, de nombreuses taches anesthésiques. Jamais de brûlures. Sur le dos, la poitrine et les bras existent de nombreuses petites taches brunes. Sur les jambes et aux bras, mais sur ces derniers en moins grand nombre, on voit des nodosités profondément ulcérées. Les cheveux tombent depuis un an. Les nerfs cubitaux sont épaissis des deux côtés. Il a enfin des névralgies atroces dans les gros orteils. Les ganglions inguinaux, axillaires et cruraux sont fortement augmentés. Rien du côté des pieds et des mains. Sur ces dernières cependant un faible commencement d'atrophie musculaire. Revu une année après en 1895, il se plaint surtout d'affaiblissement de la vue. Pendant cette dernière année, il a beaucoup souffert de douleurs aux jambes A la face les nodosités se sont aplaties et en partie résorbées. Les deux auriculaires sont maintenant incurvés.

Obs. 37. — *Lèpre mixte.* — Gudrun G..., 59 ans; domicile, Skamma-dalshol, Myrdal, Skaptafell, née à Pjetirsey, Dyrholahrepp. — Elle a toujours été dans le même Hrepp mais dans différentes fermes. A souffert de rhumatismes, sans cela a toujours été bien portante jusqu'à l'apparition de la maladie actuelle il y a deux ans, où elle était à la ferme de Skamma-dalshol. Deux sœurs sont mortes de lèpre, elle n'habitait pas avec elles mais lorsqu'elle les voyait elle les embrassait. La première Valgerdar est morte à Myrdal il y a dix ans, âgée de 20 ans. La seconde Gudfirmar âgée de 40 ans, est morte à Landeyar il y a deux à trois ans. Les parents sont morts l'un de jaunisse, l'autre de la poitrine. Notre malade est mariée et a eu douze enfants dont six sont morts en bas âge. Les six autres sont vivants. Elle a fait une fausse couche.

La maladie a commencé il y a deux ans, avec quelques prodromes comme malaises, maux de tête, vertiges, accidents nasaux et violentes douleurs osseuses. Tout de suite au commencement il y eut de l'anesthésie des pieds, des orteils et des mains. Dans l'été 1893, c'est-à-dire la seconde année, les premières nodosités parurent aux sourcils et aux poignets et peu à peu des petites nodosités parurent sur tout le corps.

État actuel. — Pouls 84. On voit à la face de nombreuses nodosités dissé-minées au front et aux joues. La mimique est bien conservée. Les sourcils existent. Aux paupières il y a de légères contractions fibrillaires. Elle a des sueurs abondantes le jour. De l'anesthésie existe aux quatre orteils externes du pied droit. La sensibilité des mêmes orteils au pied gauche est abaissée. Des taches couleur de café, luisantes, occupent les régions scapulaires. Des petites nodosités surtout miliaires existent aux bras. Les cheveux sont beaucoup tombés. Les nerfs ne sont pas épaissis d'une ma-nière sensible. La malade a eu des névralgies des gros orteils. Les pieds sont lisses et œdémateux. Les mains sont normales.

Obs. 38. — *Lèpre tubéreuse.* — Ingibjorg, 25 ans, domestique; domicile, Mœidarhvol, Hvolhrepp, Rangarvalla; née à Lilingstadir dans Holtum. — Jusqu'à l'âge de 20 ans elle habita Vetleifsholtshellir à Holtum, de 20 à 22 ans à la ville d'Œrebakke où la maladie éclata. A l'endroit de son pre-mier séjour il y avait souvent des hôtes lépreux. Le père vit et est bien portant. Ils étaient 4 frères et sœurs, 1 frère est mort, 1 sœur est lépreuse (voir l'obs. 34). La maladie commença il y a quatre ans par de la fièvre, des malaises, des vertiges, douleurs du nez avec obstruction, et des douleurs osseuses; presque en même temps des nodosités parurent aux sourcils, aux bras, puis aux jambes. Elles ont augmenté en nombre mais pas en grandeur.

État actuel. — Pouls 84, très irrégulier en rythme et en force. Il y a des nodosités de la grandeur d'un pois disséminées sur toute la face. Des gran-des ulcérations existent au nez (etc.), à la voûte palatine et à la langue. Les sourcils ont disparu. La vue est bonne. La voix est rauque. Les sueurs sont quelquefois abondantes la nuit. Sur les bras il y a du retard de la sensibilité pour la douleur. En dehors de la face il existe sur les extrémités de nombreuses nodosités, qui pour la plus grande partie, sont ulcérées. Les cheveux sont un peu clairsemés. Les nerfs cubitaux sont épaissis. Les réflexes rotuliens sont bons. Elle dit avoir des douleurs névralgiques dans le gros orteil droit. Il y a des nodosités disséminées sur les pieds et les mains. Ces dernières n'offrent pas de griffes, mais un commencement d'atrophie musculaire.

Obs. 39. — *Lèpre tubéreuse.* — Jurun B..., 60 ans, veuve d'un paysan ; domicile, Budarhottshyaleigu, Landeyarhrepp, Rangarvalla ;née, à Egilsstum-Œlfushrepp, Arnœs. — Pendant vingt ans a habité Arnœs, puis à Rangarvalla. La maladie a éclaté à son domicile actuel. Elle croit avoir pris la maladie pendant un voyage. Ne peut pas donner de renseignements plus détaillés. Ses parents sont morts, elle a eu une sœur Gudrun B..., qui est morte de lèpre il y a trois ans, à l'âge de 50 ans après avoir été malade pendant deux à trois ans. N'a pas eu d'enfants.

La maladie commença il y a douze à treize ans par des anesthésies des pieds, des maux de tête, des frissons, des vertiges. Plus tard de la sécheresse et l'obstruction du nez, quelques épistaxis et des douleurs des jambes. Des nodosités ont commencé il y a quelques années, elle ne sait pas exactement la date, d'abord aux pieds, puis aux mains.

État actuel. — A la paupière gauche supérieure il y a une seule nodosité un peu grande, en dehors de laquelle on ne trouve pas de nodosités bien limitées à la peau de la face ; mais celle-ci est divisée en quadrillés par des plis profonds.Le nez est bouché de croûtes et est de temps en temps le siège de faibles épistaxis.Il n'y a presque pas de passage pour l'air. La mimique est faible. Les sourcils ont peu à peu disparu complètement. Il y a de légères contractions fibrillaires des paupières. La voix n'est que peu changée, la malade s'en est pourtant aperçue elle-même il y a deux ou trois ans. Sueurs abondantes la nuit. Pas d'anesthésie mais du retard dans les sensations sur les bras du côté de l'extension. De nombreuses petites taches couleur de café, symétriquement disposées aux épaules, aux seins et du côté de l'extension du bras. Sur les avant-bras du côté de l'extension, également des traces violettes consécutives à des nodosités, et des petites nodosités. Les cheveux sont un peu clairsemés depuis les dernières années. Les nerfs ne sont pas épaissis. Les réflexes rotuliens sont bons. Les jambes offrent quelques nodosités ulcérées et sont un peu cyanosées, reste, rien d'anormal. Aux mains il existe un peu d'atrophie musculaire.

Obs. 40. — *Lèpre tubéreuse (commençante).* — Einar E...,35 ans ; paysan ; domicile, Moshvol ; Hodhrepp, Rangarvalla, né au même endroit, a toujours séjourné à Moshvol. — A toujours été bien portant, ne se doute pas qu'il est malade. Le père est mort cet hiver à l'âge de 80 ans, la mère a 85 ans et est bien portante. Ils étaient 14 frères et sœurs. 6 sont vivants et ont tous été examinés. Un frère, Sigurd E..., est mort cet hiver de lèpre mutilante à l'âge de 50 ans ; il avait été malade pendant 10 ans Une tante à Heldur (obs. 47), est morte de lèpre anesthésique. La mère dit que le frère Sigurd qui est mort, voyageait beaucoup il y a vingt-cinq ans avec un lépreux, qu'il couchait souvent dans le même lit que lui, et qu'il pensa lui-même avoir été contagionné par celui-ci. Le malade ne sait rien du commencement de sa maladie puisqu'il en ignore même l'existence.

État actuel. — Pouls 102. Il existe quatre à cinq nodosités au sourcil gauche, d'autres en nombre peu considérable se rencontrent au front qui est d'une teinte violacée particulière ; la figure paraît boursoufflée, les sourcils sont bien conservés. Il y a des contractions fibrillaires des paupières. La vue est bonne. Les conjonctives sont injectées et les sclérotiques sont d'un jaune rougeâtre. Des sueurs abondantes se produisent le jour et la nuit. Dans une des régions scapulaires, on trouve une petite anesthésie douteuse et une petite tache couleur de café, d'aspect peu caractéristique. Des nodosités existent seulement au front. Les nerfs cubitaux sont épaissis. Quant aux réflexes rotuliens, ils sont bien conservés. Le ganglion épitrochléen gauche est fortement augmenté. Les ganglions inguinaux des deux côtés sont également augmentés. Les pieds et les mains sont normaux.

Obs. 41. — *Lèpre tubéreuse (commençante).* —Salvar S..., 34 ans ; domicile, Moshvol, Hodhrepp Rangarvalla, née à Landeyar Rangarvalla. A toujours habité le même Syssel. — Toujours bien portante jusqu'à cet hiver. Elle habite la même ferme que le malade de l'obs. 40, avec un frère duquel elle a eu trois enfants. Le père et la mère vivent et sont bien portants. Elle a eu cinq enfants deux vivent et sont bien portants : trois mort-nés.

Cet hiver, elle a eu des malaises, des frissons. Des névralgies sont venues aux jambes, s'irradiant dans le gros orteil. Ensuite des petites plaies sont apparues aux doigts, qui ne se cicatrisaient pas. Elle les prenait pour de simples maux blancs.

État actuel. — La malade est très nerveuse et peureuse pendant l'examen. Au sourcil gauche, il y a une nodosité. La mimique est bien conservée ; quant à la face, elle est couverte de taches de rousseur. La voix est un peu rauque. Sur les avant-bras, il y a de nombreux lentigines. Il n'y a nulle part d'anesthésie ni de taches. Aux coudes, on voit des nodosités isolées ; de même aux genoux et à l'articulation de l'un des pieds. Aux articulations des doigts, des nodosités ulcérées qui sont profondes et creuses. A la jambe droite, une nodosité ulcérée creuse, de la grandeur d'une pièce de 1 franc. Les épaississements des nerfs ne sont pas sensibles. Les réflexes rotuliens sont bien conservés.

Obs. 42. — *Lèpre anesthésique (commençante).* — Jon E..., 41 ans, paysan ; domicile, Nupur undir Ejafjöllum, Rangarvalla, né à Kétilsdatir, Myrdalshrepp, Utfjalla, V. Skaptafell. — A séjourné jusqu'à l'âge de 13 ans dans son lieu de naissance, plus tard à Efjeld. Les parents sont morts. Le père Einar E.... est mort de lèpre il y a quarante ans, à Kétilsdatir. Une sœur est morte jeune. Il est marié, et a eu deux enfants dont l'un est mort. Une fille de 15 ans est atteinte de molluscum contagiosum, elle n'a pas de signe de lèpre.

Il y a environ deux mois, il eut des malaises, des douleurs aux jambes. Des anesthésies parurent autour et au-dessous du genou droit, puis au pied gauche (aux orteils, à la moitié antérieure de la plante et un peu sur le cou du pied), il eut ensuite des douleurs violentes dans le coude droit et dans les avant-bras (névralgies cubitales). Il y a quatre semaines, des taches rouges ont paru. Jamais il n'a eu de nodosités.

État actuel. — Pouls 114. A la moitié droite du front existe une tache érythémateuse de la grandeur d'une pièce de 2 francs. Au sourcil gauche, une nodosité douteuse. Les sourcils ne sont pas tombés. Des sueurs abondantes se produisent la nuit et aux efforts. Aux deux coudes, des taches érythémateuses de la grandeur d'une pièce de 2 francs ; en plus, on trouve au coude gauche et à la face palmaire du poignet droit, des grandes taches couleur de café. Celles-ci sont disposées en rangées confluentes et sont complètement anesthésiques au poignet. Il y a des taches semblables aux jambes, surtout à la droite, où elles couvrent de leurs bords irréguliers toute la face antérieure du genou et la moitié supérieure de la jambe. Au dos du pied droit, aussi des taches semblables mais plus petites. En dehors de la nodosité de la paupière, qui n'est pas bien caractéristique, on n'en trouve nulle part ailleurs. Les nerfs cubitaux sont nettement épaissis. Les réflexes rotuliens sont bons.

Obs. 43. — *Lèpre (anesthésique) mixte.* — Vigdis F..., 29 ans, mariée avec un paysan ; domicile, Fit, V. Ejafjallahrepp-Rangarvalla Syssel, née à Fit, qu'elle n'a jamais quitté. — A toujours été bien portante jusqu'au 15 juillet 1893 où elle a eu un enfant qui vit et apparamment est bien portant ; à partir de ce moment elle commençait à se plaindre, elle se sentait mal. Ses parents seraient morts tous les deux de cancer de l'estomac. Un demi frère est mort de lèpre tubéreuse l'été 1893. Il s'appelait Arni J..., âgé de 39 ans ; il vivait à Fit et avait été malade pendant 10 ans. Elle a eu huit frères et sœurs dont quatre morts de maladie d'enfants, et quatre autres vivants et bien portants. Elle a eu en plus un enfant, comme déjà dit, le 15 juillet 1893 qui est bien portant. Les règles n'ont pas reparu depuis ; elle n'a pas nourri son enfant.

Au mois d'octobre 1893 elle eut des malaises, des maux de tête, des frissons, des douleurs aux jambes ; les pieds, les mains et la face enflèrent. De l'insensibilité parut aux pieds et aux mains ainsi que des douleurs aux pieds. Elle eut une éruption d'un rouge bleuâtre dont elle ne peut pas nettement déterminer le caractère. Les douleurs augmentèrent aux jambes. Les anesthésies au contraire ont régressé un peu. Enfin elle a eu des nodosités au front.

État actuel. — Pouls 108. La face est pâle et souffrante, des capillaires veineux se dessinent nettement sur la peau des joues. Les sourcils sont assez bien conservés. Du côté des yeux, la sensibilité de la cornée gauche est abaissée. A droite il y a conjonctivite. Aux coins de la bouche, des traces de nodosités douteuses. Pour le moment il n'y a ni anesthésie ni taches. Les cheveux sont clairsemés. Les nerfs cubitaux sont épaissis des deux côtés, à gauche on sent nettement une branche superficielle du même nerf. Elle a eu des névralgies violentes, au début de la maladie, névralgies qui surviennent encore de temps en temps. Les ganglions inguinaux sont augmentés à gauche. Les pieds et les mains sont normaux, si ce n'est, que les mains sont dans un état d'atrophie commençante.

Obs. 44. — *Lèpre tubéreuse.* — Torsteinn V..., 37 ans, garçon de ferme ; domicile, Skogum, Eyvindarholarhrepp, Rangarvalla, né à Eyvindarholar, a toujours séjourné dans le même Syssel. — Complètement bien portant jusqu'à l'âge de 20 ans. La mère vit et est lépreuse, elle s'appelle Ingvuldr E..., à Nupakot dans Eyvindarholarhrepp et est âgée de 71 ans. Elle est atteinte de lèpre tubéreuse depuis neuf ans. Le père est mort d'une affection de poitrine, notre malade étant encore enfant. Deux frères et sœurs sont vivants et bien portants, deux autres sont morts ; l'un d'eux, une sœur Margrit Vigfusdottir à Skala dans le Holshrepp est morte il y a cinq ans de lèpre tubéreuse après deux années de maladie.

Il y a quatre ans, Torsteinn eut des malaises, des maux de tête, des épistaxis, des douleurs osseuses et des faiblesses des pieds. Des nodosités ont paru d'abord aux poignets, puis à la face.

État actuel. — Pouls 84. Au front des nodosités disséminées ; sur les joues, il en existe quelques isolées ; au nez il y en a une seule. Le tiers externe des sourcils est tombé. La voix est légèrement voilée. Il a des sueurs abondantes nuit et jour. Pas d'anesthésie. Des petites taches couleur de café aux épaules et aux bras. En dehors de la face des nodosités disséminées aux extrémités dont quelques-unes sont ulcérées. Le nerf cubital gauche est épaissi. Les réflexes rotuliens sont conservés. Les ganglions inguinaux et axillaires sont légèrement augmentés ; les mains et les pieds sont normaux.

Obs. 45. — *Lèpre anesthésique (mutilante).* — Gunnvör J..., 63 ans, mariée a un paysan ; domicile, Sotramörk V. Ejafjallahrepp Rangarvalla, née à Fljotshlid Hlidarendikot. Elle n'a jamais quitté Rangarvalla Syssel. — Elle a été bien portante jusqu'à l'âge de 30 ans où elle est accouchée de jumeaux. Consécutivement elle a eu une mastite, qui a précédé la maladie actuelle. Les parents sont morts, pas de la lèpre. Elle a eu 16 frères et sœurs, 5 sont vivants y compris la malade. Un frère Pal J..., est mort il y a vingt ans à Hlidarendikot de la lèpre tubéreuse, âgé de 24 ans, après 3 à 4 ans de maladie. Un autre frère Torleifr J..., est mort, il y a douze ans, de lèpre tubéreuse, à Storamœrk, à l'âge de 50 ans, après avoir été malade pendant dix ans. Notre malade était la première atteinte. Elle a eu 4 enfants qui tous sont bien portants, 2 sont nés avant, 2 après le commencement de sa maladie.

Il y a trente-trois ans elle eut des malaises, des maux de tête, des frissons et des violentes douleurs aux pieds et aux mains. Pendant toute la durée de la maladie, elle a eu des névralgies violentes des extrémités. Les doigts commencèrent à tomber il y a vingt ans, les derniers sont tombés en 1890.

État actuel. — La face ressemble à une grande cicatrice unique sur laquelle les mouvements des globes oculaires (où la vue est éteinte) et les mouvements de la bouche seuls trahissent la vie. Le nez est devié. Des sourcils il ne reste que le tiers interne. Les paupières sont paralysées. La vue est complètement éteinte comme déjà dit. La sécrétion de la sueur est abondante. Anesthésies complètes des mains et des pieds. Il n'y a pas d'épaississement des nerfs. Les réflexes rotuliens sont abolis. Les ganglions inguinaux, à gauche, sont un peu hypertrophiés. Les pieds sont complètement déformés surtout le pied gauche, qui est en varus équin au plus haut degré. A la plante de ce pied elle a eu des maux perforants autrefois. Les orteils sont intacts. Les mains ressemblent à des nageoires, leurs muscles sont complètement atrophiés. Tous les doigts sont tombés.

Obs. 46. — *Lèpre anesthésique abortive.* — Sigurdr J..., 25 ans, travaille chez son père ; domicile, Bjólhjóleiga, Ashrepp, Rangarvalla, né au même endroit. N'a jamais quitté Rangarvalla, n'a été que rarement à Œrebakki. — Santé antérieure bonne. Il n'existe pas de renseignements sur sa famille.

La maladie commença en automne 1893, les deux mains s'atrophiaient, les doigts étaient déjà rétractés depuis plusieurs années, surtout les auriculaires. A la phalangine de l'auriculaire de la main droite il existe en même temps une cicatrice après une blessure qu'il s'est faite dans son enfance. Autour de cette cicatrice il y a anesthésie complète, ainsi que le long du bord externe de la même main ; la sensibilité apparaît faiblement au poignet ; il n'a jamais eu de panaris à répétition.

État actuel. — Pouls 102. La face est naturelle, l'anesthésie est, comme nous l'avons déjà dit, surtout limitée au cinquième doigt de la main droite, et au bord externe de la même main; les doigts sont complètement incurvés, ayant décrit un angle de 160 degrés à la main gauche et de 120 à la main droite. Les auriculaires sont incurvés suivant un angle de 90 degrés, l'incurvation a lieu entre la deuxième et la troisième articulation. La musculature de la main droite est complètement atrophiée; à la main gauche elle commence seulement à s'atrophier. On ne sent pas d'épaississement des nerfs.

Obs. 47. — *Lèpre anesthésique*. — Gudrun J..., 67 ans, célibataire, habite chez sa sœur; domicile, Keldur Rangarvellihrepp-Rangarvalla, né à Skarshlid sous Ejafjallum-Rangarvalla, n'a jamais quitté Rangarvalla. — Toujours bien portante jusqu'à l'âge de 22 ans. La malade est la tante maternelle du malade *Einar-E*..., (obs. 40). Les parents sont morts, ils n'étaient pas lépreux. Elle avait 4 frères et sœurs dont 3 sont bien portants et vivants, 1 mort pas lépreux.

La maladie a commencé il y a quarante-cinq ans (elle avait des douleurs aux jambes). Un peu plus tard il s'est formé un ulcère à la jambe droite (existe depuis quarante ans). Elle n'a jamais eu de nodosités.

État actuel. — La face est maigre, pâle et sans expression. La lèvre inférieure est pendante, il n'y a pas de mimique. Les sourcils ont disparu. Les paupières ne ferment qu'à moitié. Il existe de l'ectropion des deux yeux. La vue a disparu il y a quarante ans à l'œil gauche et il y a trente ans à l'œil droit (leucome de la cornée droite, atrophie du bulbe à gauche). Comme accident de poitrine elle n'a eu que des bronchites passagères. Aux pieds, il y a de l'anesthésie complète. Ulcère de la jambe droite. Aux jambes la sensibilité est seulement abaissée. Sur les mains qui sont sensibles il y a de nombreuses taches ressemblant à des cicatrices sans rétraction de l'épiderme; le cinquième doigt seulement est un peu incurvé.

Obs. 48. — *Lèpre anesthésique*. — Pall D..., 64 ans, paysan autrefois; domicile, Spoastadir i Biskupstungum-Arnœs, né à Landet Landmannahrepp-Rangarvalla. A toujours séjourné dans le district d'Arnœs et Rangarvalla. Il a passé les 31 dernières années à Spoastadir. — Ne sait rien d'une contagion possible. Santé antérieure bonne. Le père avait de la lèpre anesthésique, il est mort de cette maladie il y a 60 ans. La mère est morte de pneumonie. Il a eu 6 frères et sœurs, tous morts, mais pas de lèpre. Sa femme est bien portante. Il a une fille de 36 ans qui est faible, mais pas lépreuse.

La maladie commença il y a 6 ans par de la lassitude aux **pieds** et aux poignets, des douleurs à l'avant-bras gauche, des œdèmes des pieds, des taches rouges avec des anneaux dans la région des malléoles. Les muscles s'atrophiaient au début de la maladie, des anesthésies apparurent aux extrémités, et les mains se déformaient. Il n'y a jamais eu d'éruption de nodosité.

État actuel. — Pouls 100, régulier mais petit. La face est pâle et amaigrie, la mimique est assez bien conservée. Les sourcils sont clairsemés dans le tiers externe. Il se sert de lunettes pour lire. Il y a de l'ectropion de la paupière inférieure droite. A l'œil droit, une kératite commençante. La voix est faible et plaintive, pas rauque. Sueurs très abondantes la nuit. Anesthésie des mains et des pieds jusqu'au milieu de l'avant-bras et des jambes, ensuite de l'analgésie jusqu'aux articulations des coudes et des genoux. Beaucoup de lésions accidentelles. Les nerfs cubitaux sont fortement épaissis. Il a quelquefois eu des névralgies du gros orteil. Les réflexes rotuliens sont conservés. La main gauche offre la déformation en griffe typique, elle ne rend plus de service au malade. En essayant de la redresser il se produit des secousses cloniques dans les muscles de l'avant-bras. A la main droite, l'annulaire et l'auriculaire sont seulement incurvés. La musculature des mains est complètement atrophiée.

Obs. 49. — *Lèpre tubéreuse.* — Eyvindr J..., 35 ans, garçon de ferme, célibataire ; domicile, Efstidalr Biskupstungnahrepp, Arnœs, né à Grimsnœs même Syssel. De 1889 à 1891 a habité Kjosar Syssel. — Santé antérieure bonne jusqu'à l'éruption de la maladie actuelle il y a 2 ans. A l'âge de 20 ans il avait été pendant un été en service avec un homme lépreux à Laugadal. Pas de lèpre dans la famille. Les parents sont morts. 3 frères et sœurs vivent en dehors du malade.

Il y a 2 ans il eut des maux de tête, des vertiges et des douleurs aux pieds. Des nodosités parurent d'abord aux cous-de-pieds, aux poignets, ensuite à la face. Elles augmentèrent. Il n'a jamais eu d'anesthésie. L'été dernier la marche devint difficile à cause des œdèmes.

État actuel. — La face est d'un rouge violacé. Il y a une nodosité isolée à la pointe du nez. A gauche les sourcils sont tombés, à droite il y a une nodosité. La vue est bonne. La voix aussi. Pas d'anesthésie, pas de taches. On trouve des grosses nodosités disséminées dans la peau des avant-bras surtout autour des coudes. Les cheveux sont bien conservés. Les nerfs cubitaux sont fortement épaissis. De temps en temps il a des névralgies aux gros orteils. Les réflexes rotuliens sont bons. Les ganglions inguinaux, axillaires et épitrochléens sont augmentés. Les deux jambes offrent un œdème dur et ferme (scléro-dermique) qui s'étend au-dessus des genoux. Les mains ne présentent pas de griffes, pas d'atrophie musculaire.

Obs. 50. — *Lèpre tubéreuse miliaire.* — Gudmundur J..., 33 ans, garçon de ferme ; domicile, Grimslœk-Olfushrepp Arnœs, né à Moakot i Kalda dernœshrepp Arnœs. N'a jamais quitté Arnœs. — Il y a 3 ans il eut une fièvre typhoïde ; immédiatement après, la maladie actuelle commença. Pas de lèpre dans la famille. Le père vit et est bien portant. La mère est morte en couches. 13 frères et sœurs, 7 vivent et sont bien portants. Les 6 autres sont morts du croup. Il a 3 enfants, l'un a été examiné et est bien portant, leur mère est bien portante. Détail curieux, malgré son état ce malade couche avec les autres domestiques de la ferme.

La maladie apparut il y a 3 ans par des malaises généraux, des maux de de tête, des frissons, nez sec et bouché et des douleurs dans les jambes. Il aperçut d'abord des taches bleues, et de l'œdème des mains, des poignets et des pieds. Des nodosités ont fait éruption aux pieds et à la face il y'a 2 ans. Elles ont augmenté en grandeur mais guère en nombre.

État actuel. — Pouls 96, régulier. Le front est couvert de nodosités dont beaucoup sont ulcérées et couvertes de croûtes. La mimique est paresseuse. Des grandes nodosités aux sourcils et à la partie inférieure de la face. Au nez, il y a également quelques nodosités. Quelques petites nodosités ulcé-rées sur la langue. Des plus grandes ulcérées sur la voûte palatine, les amygdales, etc. Du côté droit il reste encore quelques poils des sourcils. La voix est rauque et sans timbre. Des sueurs violentes nuit et jour. Pas d'anesthésie. En dehors des traces brunâtres consécutives à des nodo-sités antérieures on trouve des masses de papules petites, luisantes, et de couleur brunâtre (lépromes miliaires). Elles forment une transition naturelle aux petites nodosités. La peau qui est très peu soignée est le siège de nombreuses lésions de grattage (surtout de papules de prurigo). Il y a des quantités de nodosités au corps et aux extrémités. Sur ces dernières surtout un œdème épais et dur, parsemé de nodosités. Par endroit les nodosités sont plus plates et plus larges, de sorte qu'il se forme, aux coudes surtout, des surfaces confluentes couvertes d'écailles blanchâtres et psoriasiformes. Il est impossible de sentir l'épaississement des nerfs cubitaux à cause de l'œdème si prononcé. Il a eu des faibles névralgies des gros orteils mais surtout des douleurs rhu-matismales des jambes. Les réflexes rotuliens sont conservés. Les pieds et les mains sont œdémateux et parsemés de nodosités d'un bleu rou-geâtre. Pas d'atrophie musculaire. Revu en 1895 les nodosités de la face se sont ulcérées. Celles du front diminuent il n'y a maintenant presque plus une place sur le corps qui soit exempte de nodosités. Les sourcils sont complètement tombés. (Le malade travaille encore et gagne 30 cou-ronnes par an, plus la nourriture.)

Obs. 51. — *Lèpre tubéreuse.* — Johanna J..., 32 ans, veuve d'un paysan ; domicile, Olafsvik Snefells Syssel, née à Storahraun-Kolbeinstadirhrepp Hnappadals Syssel. Elle a été six ans dans le Hnappadals Syssel, plus tard dans le Snefells Syssel. — N'a jamais eu d'autre maladie. Elle a occa-sionnellement fréquenté des malades lépreux. La mère vit mais est mala-dive. Le père s'est noyé. Sur cinq frères et sœurs, trois sont vivants. Elle a trois enfants qui vivent et sont très bien portants. Son mari est mort d'un kyste hydatique. Dans son enfance, elle a souvent eu des malaises, des maux de tête et des épistaxis qui ont duré jusqu'à l'âge de 14 à 15 ans Elle a eu ses premières règles à 19 ans.

Des nodosités ont paru il y a trois ans, d'abord aux poignets, puis aux pieds et à la face ; elles ont augmenté aussi bien en nombre qu'en gran-deur. Quelques-unes se sont ulcérées entre temps.

État actuel. — Pouls 84, régulier. La face est d'un rouge violet, des nodosités pour la plupart petites et ressemblant à du molluscum, existent autour de la bouche et au menton ; le front est presque libre. Le nez d'un rouge violet œdémateux, offre intérieurement des fissures et des ulcérations. Les sourcils sont tombés complètement dans le tiers externe. Sur les cornées, il y a des infiltrats jaunâtres et durs, elles empiètent sur les sclérotiques ; la vue de l'œil gauche est mauvaise. La voix est voilée. La malade n'a pas de sueurs, mais souvent des frissons. Il n'existe pas d'anesthésies. Sur les bras, il y a de petites taches lenticulaires brunes d'aspect et luisantes. Il y a des nodosités à la face, sur les avant-bras, aux mains, de même qu'aux jambes et aux pieds. Sur les bras, elles sont plus grandes. Aux jambes, il y a en outre des varices très prononcées. Le nerf cubital droit est épaissi. Les réflexes rotuliens sont conservés. Les ganglions inguinaux et cruraux sont augmentés. Les pieds sont œdémateux et offrent des nodosités comme nous avons déjà dit. Quelques nodosités aux mains ; pas de griffe, mais de l'atrophie des interosseux du premier espace.

Obs. 52. — *Lèpre tubéreuse.* — Gudridur E..., 51 ans, sage-femme, exerçait encore cet hiver ; domicile, Stapi Breiduvikr-Hrepp Suœfellsnœs, née à Randimelur-Kolbinstadirhepp même Syssel, y a toujours séjourné. — Santé antérieure, bonne. Un lépreux du nom de Kristian S..., est mort il y a deux ans après deux années de maladie à la même ferme de Stapi. Il a vécu avec notre malade qui, du reste, se croit contaminée par celui-ci. Ses parents sont morts, pas de la lèpre. Elle a eu neuf frères et sœurs sur lesquels deux vivent, en dehors de notre malade. Elle a eu sept enfants dont trois vivent et sont très bien portants ; deux avortements.

Il y a trois ans, des malaises, des frissons, des maux de tête et des vertiges parurent. La face d'abord, puis les pieds enflèrent ; des engourdissements s'installèrent aux dos des mains qui enflèrent également. Le nez devint douloureux à la pression. Enfin, depuis cet hiver, il est devenu sec et s'est bouché. Des douleurs osseuses se sont montrées dernièrement. Des nodosités ont seulement paru cet hiver, d'abord au coude gauche, et quelques rares aux pieds.

État actuel. — Pouls 84. La face est d'un rouge bleuâtre et un peu œdémateuse, des taches de la même couleur mais plus prononcées existent au dessus des sourcils. La mimique est bien conservée. Le nez est sec et rempli de croûtes, mais ces croûtes laissent encore du passage à l'air. Les sourcils sont presque tombés. Les sclérotiques du côté exposé à la lumière montrent un infiltrat jaune rougeâtre. Au bord de la cornée droite, il existe une petite nodosité. La vue a diminué un peu. On ne constate pas d'anesthésie. Sur les avant-bras du côté de l'extension, quelques rares nodosités disséminées. Il y en a de même aux jambe aussi bien à la face antérieure qu'à la face postérieure mais surtout à cette dernière. Les

cheveux tombent.Il n'y a pas d'épaississement des nerfs. Les réflexes rotuliens sont bien conservés. Les ganglions inguinaux seuls sont augmentés.
Les pieds sont lisses. Les mains portent quelques nodosités mais n'offrent
pas de déformation ni d'atrophie musculaire.

Obs. 53. — *Lèpre tubéreuse*. — Maria P..., 31 ans, servante ; domicile,
Oddsbirt-Eyrarsveit-Snefjellsnœs Syssel, née au même endroit. Il y a dix
ans, elle a séjourné cinq ans dans une autre ferme du même Hrepp.
N'a d'ailleurs jamais quitté le Hrepp. — Il y a quelques années, elle eut
une gastrite. A été réglée à 21 ans, irrégulièrement depuis. Pas de
lèpre dans la famille, la mère vit et est bien portante, le père est mort noyé.
Elle a eu quatre frères et sœurs, deux morts, les deux autres vivent et
sont bien portants. Elle a deux enfants âgés de 9 et de 2 ans, le dernier, né
après le commencement de la maladie ; ils sont tous les deux bien portants.
Elle a souvent causé à des lépreux mais n'a jamais séjourné sous le même
toit qu'eux.

Il y a trois ans, elle eut de temps en temps des maux de tête,
et se sentait fatiguée. Elle avait déjà eu autrefois, des maux de tête qui
accompagnaient ses règles irrégulières. Des nodosités parurent aux mains
et aux bras. Quelques rares seulement à la face. Elles ont augmenté pro-
gressivement en nombre, jamais par poussées. Il n'en est jamais venu au
corps ni aux pieds et elles ne se sont jamais ulcérées.

État actuel. — Pouls 96, régulier. La face ne montre rien d'anormal si
ce n'est que les sourcils sont clairsemés dans le tiers externe et qu'il
existe quelques petites nodosités au-dessus du sourcil droit. Il n'existe
pas d'anesthésie. On trouve sur la poitrine, disposées symétriquement, des petites taches de couleur café, de même aux régions scapulaires et deltoïdes, mais en bien moins grand nombre. Sur les bras
et les avant-bras, surtout dans le territoire du nerf cubital il existe
une grande quantité de petites nodosités. Sur le dos des mains, il y en a
quelques-unes plus grandes et plus profondément situées. Sur les jambes
et les cuisses, il y a des nombreuses nodosités typiques de couleur violette et de grandeur variable. Les cheveux tombent un peu. Le nerf cubital
à droite est fortement épaissi en forme de chapelet, un peu moins du côté
gauche. Les réflexes sont bons. Les ganglions inguinaux et cruraux sont
fortement augmentés. Les mains et les pieds n'offrent pas de déformation.
Pas d'atrophie musculaire.

Obs. 54. — *Lèpre anesthésique abortive*. — Torkatla J..., 53 ans, mariée au
paysan n° 55 ; domicile, Dallur dans Neshrepp Snœfell-Syssel, née même
Hrepp. A toujours séjourné dans le même endroit à l'exception d'une année
passée à Breiduvik. — Douleurs rhumatismales depuis trente ans Pas de
lèpre dans sa famille. Ses parents sont morts, mais pas de lèpre. Elle a
eu deux frère et sœur qui sont morts. Elle a eu dix enfants dont un est

mort du croup, les neuf autres vivent ; l'un d'eux, un garçon, est lépreux, voir le n° 56. Une fausse couche. *Son mari est aussi lépreux*, voir le n° 55.

Il y a 5 ou 6 ans, elle eut des malaises, des vertiges et beaucoup de frissons. Les douleurs rhumatismales dont elle souffrait depuis 20 à 30 ans dans la tête, les poignets, les bras et les genoux augmentèrent.

État actuel. — Pouls 88. Rien de remarquable à la face, si ce n'est que le tiers externe des sourcils est tombé. Il y a à peine un an, elle remarquait une éruption suivie de démangeaison sur les avant-bras après avoir lavé le linge de son mari. Il existe une tache située au niveau du poignet droit, à la partie inférieure du cubitus, de la grandeur d'une main d'enfant. En se grattant, elle s'aperçut que cette tache était insensible. On y trouve en effet de l'analgésie prononcée, mais pas d'anesthésie. La peau dans la moitié de cette tache est tubéreuse et érythémateuse. Pas d'épaississement nerveux. Les pieds sont naturels. Tous les doigts des deux mains sont incurvés du côté de la paume de la main. Il n'existe pas d'épaississement de l'aponévrose palmaire.

Obs. 55. — *Lèpre tubéreuse.* — Pjetur G..., 37 ans, paysan ; domicile, Dallur, Neshrepp, Snœfell, né à Breiduvik-Snœfell-Syssel. N'a jamais quitté Snœfell-Syssel. — Santé antérieure, bonne. Il y a vingt ans, il a partagé pendant un hiver le lit d'un lépreux. Une sœur de sa grand-mère et sa fille ont eu la lèpre. Une sœur de notre malade Elinborg G..., est morte au printemps à Svinstadir dans le même Hrepp après avoir été malade pendant quatre ans de lèpre. Pour les enfants voir le n° 56, pour sa femme voir le n° 54.

Il y a huit ans les bras et les jambes ont enflé subitement. Il n'a pas remarqué de prodromes. Des nodosités parurent ensuite aux pieds et aux poignets. Elles ont plus tard augmenté en grandeur mais peu en nombre. Pendant les dernières années il a fréquemment eu des frissons, des vertiges, des maux de tête, des douleurs aux extrémités et des épistaxis.

État actuel. — Pouls 96. La face est d'un rouge bleuâtre, au front il y a eu des nodosités cet hiver qui ont disparu depuis. La mimique est bien conservée. Le nez est également d'un rouge violacé. Il y a eu des lépromes ulcérés à la voûte palatine, aux pilliers et sur la langue. Le tiers externe des sourcils est tombé. Du côté des yeux une conjonctivite double, des infiltrations d'un rouge jaunâtre, des sclérotiques, des taches de la cornée des deux côtés ; de la photophobie. La vue est mauvaise ; elle a empiré cet hiver. La voix est rauque. Des sueurs abondantes la nuit. La sensibilité est abaissée aux avant-bras. Des petites taches luisantes et de couleur café existent aux bras. Dans la peau des extrémités on trouve disséminées des nombreuses nodosités et de nombreuses marques d'éruptions antérieures. Sur les extrémités inférieures encore des petites varices. La barbe est clairsemée. Les nerfs cubitaux des deux côtés sont épaissis. Les réflexes rotuliens sont conservés. Les ganglions inguinaux et axillaires sont augmentés. Les pieds sont lisses. Les mains sont naturelles mais offrent de nombreuses nodosités.

Obs. 56. — *Lèpre maculeuse (glabre).* — Sigurdr Kristoffer P.., 11 ans, fils de paysans, voir parents nᵒˢ 54-55; domicile, Dallur, Neshrepp Innri-Snœfell, né au même endroit. A toujours séjourné dans le Snœfellsnes. — Santé antérieure bonne. Les deux premières années de sa vie il couchait avec ses parents. Le père est lépreux depuis huit ans. La mère est lépreuse depuis cinq ou six ans (voir obs. 54 et 55). Il a deux frères et sœurs, du même père, qui sont bien portants.

Il y a trois ans il eut deux taches limitées par des cercles d'un rouge violet sur la jambe gauche, plus tard il en parut de semblables à beaucoup d'autres endroits. Jamais de nodosités.

Etat actuel. — Pouls 96. Les sourcils sont presque tombés. Sur tout le corps on trouve des grands anneaux ayant la forme de contours géographiques, le centre paraît être formé de peau saine. La périphérie est formée par ces anneaux qui sont luisants, légèrement infiltrés et de couleur brun café. Ils existent en très grand nombre. La sensibilité est abaissée dans l'intérieur de ces anneaux. Sur la plupart il ne sent que le contact, mais pas de douleur. Les nerfs sont fortement épaissis à gauche, peu à droite. Mains et pieds normaux.

Obs. 57. — *Lèpre anesthésique.* — *Allure d'une atrophie musculaire aigue et progressive.* — Björn S..., 42 ans, ouvrier; domicile, Stykkisholm, Snœfellsnes, né à Kolstadir, Middalhrepp, Dala Syssel. A séjourné dans le Dala et Stranda Syssel. Dans le Sœfellsyssel il séjourne depuis vingt et un ans sans interruption. — Santé antérieure bonne. Pas de lèpre dans la famille. La mère âgée de 70 ans est bien portante. Il est enfant unique. Il a eu six enfants dont quatre sont vivants et bien portants.

Il y a quatorze mois le malade a subitement eu des douleurs violentes dans les bras du côté de la flexion et dans le territoire du nerf cubital et du petit doigt, plus tard les douleurs se sont étendues à tous les doigts. Il y a dix mois les muscles inter osseux du premier espace, puis les muscles de la main se sont atrophiés. Enfin des anesthésies ont paru aux mains et aux pieds. Jamais de nodosités.

État actuel. — Pouls 96. Le tiers externe des sourcils des deux côtés est tombé. Des sueurs abondantes la nuit. Il existe une hyperesthésie au contact très prononcée aux extrémités inférieures. La sensibilité à la douleur est fortement abaissée aux avant-bras, aux mains, et aux extrémités inférieures Aux coudes on voit deux taches couleur de café de la grandeur d'une paume de main, il y a analgésie complète. On trouve en outre des taches grandes comme une pièce d'un franc et de couleur de café sur les bras du côté de l'extension. Au printemps il y avait des taches au front. Le nerf cubital du côté gauche seul est épaissi. Les réflexes rotuliens sont exagérés. Il y a du klonus intense du pied. Au moindre contact superficiel il se produit des contractions violentes des muscles. Dans le territoire du nerf péronnier droit à la base des orteils il existe une tache grande comme une main d'enfant qui est le siège de douleurs perpétuelles. Les mains sont normales. Les muscles des mains et des jambes sont atrophiés. La démarche n'est pas spasmodique, et pas de signe de Romberg.

Obs. 58. — *Lèpre (tubéreuse) mixte.* — Vigfus G..., 45 ans, paysan ; domicile, Hrisnes, Hagasokn, Bardastrand, né au même endroit et y a toujours séjourné. — Santé antérieure bonne. Son grand-père maternel est mort de lèpre. Sa mère vit et est bien portante. Le père est mort, il n'avait pas de lèpre. Il a eu cinq frères et sœurs. Un frère Jón E..., un an plus âgé que lui, est mort il y a douze ans, de rougeole, il avait en même temps la lèpre tubéreuse, sa lèpre avait duré quatre ans. Il habitait la même paroisse. Un demi-frère Torlak E... est mort il y a dix-sept ans de lèpre tubéreuse également dans le même arrondissement après huit années de maladie. Notre malade est marié. Sa femme n'a pas de lèpre, mais est atteinte d'un kyste hydatique du foie. Ils ont eu six enfants, un seul est vivant.

Comme prodromes il a eu des malaises, des frissons et des douleurs. Il y a cinq ans il eut des faiblesses dans les jambes ; peu après des nodosités parurent aux poignets et le dos des mains enfla. Enfin des nodosités parurent aux sourcils, puis aux pieds ; elles ont augmenté en nombre et en grandeur, mais, ne se sont jamais ulcérées.

État actuel. — Pouls 80, régulier et vigoureux. Le front est couvert de grandes nodosités plates, elles sont hypertrophiées, ressemblant à du moluscum, et sont confluentes. Au nez, au menton et aux paupières il y en a d'isolées. La mimique est bonne. Au bord gauche de la langue on voit une seule nodosité. La voûte palatine est ulcérée, les sourcils ont disparu ; depuis cet hiver la vue a baissé, les conjonctivites sont d'une coloration jaunâtre et sont injectées. La voix est rauque et sans timbre depuis un an. La sécrétion de la sueur est abondante nuit et jour. Autour des coudes de grandes anesthésies étendues ; il est difficile de les délimiter exactement à cause du peu d'intelligence du malade. Par-ci, par-là, des taches couleur de café, reste d'anciennes éruptions. Partout sur les extrémités des nodosités à tous les degrés de développement. La plupart sont plates, brunes et luisantes. Les nerfs cubitaux sont énormément épaissis, à droite on peut suivre cet épaississement le long du biceps. Impossible de savoir si les réflexes sont conservés. Les ganglions cervicaux, axillaires, cruraux et inguinaux sont augmentés. Les pieds et les mains sont normaux.

Obs. 59. — *Lèpre anesthésique.* — Kristin E..., 40 ans, mariée à Elias O... ; domicile, Sveinseyri, Falknafjördr, Bardastrand, née à Falknafjördr.

Elle n'a jamais été en dehors du Bardastrand Syssel. — Santé antérieure bonne. La mère vit et est bien portante. Le père Einar Jonsson est mort, il y a neuf à dix ans à l'âge de 60 ans, de lèpre tubéreuse. Elle a cinq sœurs et un frère. Deux de ses sœurs et son frère sont lépreux (voir les obs. 60-61-62). Des deux sœurs qui sont bien portantes, Rannveig a quitté le domicile paternel à l'âge de 6 ans ; l'autre, Petrin, n'a jamais été chez ses parents depuis l'âge de 2 ans, alors que le père n'était pas encore malade. Enfin notre malade avait une nièce, fille de sa sœur, elle était lépreuse. Son mari n'est pas lépreux. Sur cinq enfants qu'elle a eu, quatre vivent et ne sont pas lépreux.

Il y a sept ans, des œdèmes se montrèrent aux pieds, des douleurs aux mollets, et les œdèmes augmentèrent et gagnèrent le tour des cous-de-pieds. La même chose se répétait aux mains ; puis des anesthésies parurent successivement aux mains, aux avant-bras, aux pieds et le long des tibias. Elle n'a jamais eu de nodosités ni vu d'exanthème d'aucune sorte.

État actuel. — Pouls 90. La face est maigre et pâle, l'expression est fatiguée et souffrante. La mimique est bien conservée. Les sourcils ont disparu. A l'œil gauche, il y a une tache sur la cornée depuis un an et demi. La voix est claire mais faible. La sécrétion de la sueur n'est guère augmentée. Le long de la face externe des avant-bras, surtout du côté droit, existent des anesthésies étendues. La peau y est ainsi qu'à la face, pâle, comme atrophiée et transparente. Il y a encore des anesthésies autour des malléoles externes ; mais il est très difficile de déterminer leur étendue vu l'état de torpeur de la malade. Elle n'a pas de nodosités. Les cheveux sont clairsemés. Le nerf cubital droit seul est épaissi. Les réflexes rotuliens sont conservés. La malade a eu, et a encore, des névral-gies aux gros orteils. A la jambe droite, on voit une grande cicatrice adhérent à l'os, consécutive à un ulcère profond, qui faisait tout le tour de la jambe où il s'est montré il y a un an. Pas de varices aux jambes. Les mains sont pâles et maigres, mais pas de déformation en griffes. Quant à la musculature, elle est flasque mais à peine atrophiée. Dans son ensemble, la malade est apathique et dans un état de torpeur. Elle réagit très lentement en l'apostrophant.

Obs. 60. — *Lèpre tubéreuse. Eczéma chronique généralisé.* — Dorum E..., 26 ans ; domicile, Trosnafjördr, Sudrfjordarhrepp, Bardastrand, née à Hus Bildudal, Bardastrand. N'a jamais quitté le Syssel. — Depuis son enfance elle est atteinte d'eczéma chronique. Elle n'a jamais été réglée. (Voir le malade de l'obs. 59 dont elle est la sœur.)

Il y a sept ans, la maladie commença avec des malaises, sécheresse et obstruction du nez et des épistaxis. Les premières nodosités ont paru aux sourcils et à la face. Des ulcérations et des œdèmes ont envahi les pieds.

État actuel. — Pouls 102. La peau de la face est rétractée comme une cicatrice, elle est pâle, luisante, et en partie le siège d'eczéma chronique.

Des nodosités ulcérées et des grandes nodosités bosselées à la face et surtout au front. Le nez est affaissé, les narines sont ulcérées, l'air passe difficilement. A la bouche des lépromes ulcérés au bord des lèvres, à la langue, à la voûte palatine et au voile du palais. Les sourcils ont disparu. La vue est brouillée. Il y a de la conjonctivite chronique double, de la kératite double et de l'inégalité pupillaire. Les paupières ont des contractions fibrillaires. La voix est rauque depuis quatre ans. On ne constate ni anesthésies, ni taches. La peau prise dans son ensemble est atteinte d'eczéma chronique avec traces de grattages et d'éruptions antérieures. Des groupes de lépromes ulcérés ayant la grandeur d'une paume de main et présentant des granulations prolifèrentes occupent le milieu des deux jambes ; on y voit encore des proéminances ressemblant à des gommes ; leur surface est bosselée. Les ongles des quatre doigts de la main droite sont déformés, bruns et bosselés (eczéma chronique). Les cheveux sont clairsemés. Ceux du pubis sont tombés. Les réflexes sont bons. Il n'y a pas d'épaississement nerveux. Tous les ganglions sont augmentés en volume, mais surtout les ganglions inguinaux (eczéma chronique). Il n'y a pas de déformation des mains et des pieds, mais les mains sont couvertes d'eczéma ; les muscles de ces dernières sont atrophiés et flasques.

Obs. 61. — *Lèpre anesthésique.* — Vilborg E..., 39 ans ; domicile, Skeidi, Selardal, Bardarstrand, née à Foss, Sudrfjardrhrepp, Bardastrand. Elle n'a jamais quitté son Syssel, mais à l'âge de 14 à 15 ans, elle a quitté le domicile de ses parents chez lesquels elle venait fréquemment en visite pour quelques jours. — Santé antérieure bonne. Pour sa famille, voir l'obs. 59. Elle a un enfant qui vit et est bien portant.

Il y a dix ans, la maladie commença par des frissons et la sensibilité diminua à la main et au pied gauche. Il y a six à sept ans, la sensibilité disparut de même au côté droit. Les frissons ont duré tout le temps.

État actuel. — Pouls 90. Rien d'anormal à la face, si ce n'est que le tiers externe des sourcils du côté droit est clairsemé. Des anesthésies étendues existent aux avant-bras dans le territoire du nerf cubital. Il y en a de même aux jambes autour des malléoles externes. Aux coudes et aux poignets, on aperçoit quelques blessures accidentelles et des brûlures. Les nerfs ne sont pas sensiblement épaissis. Les réflexes rotuliens sont normaux. Elle n'a jamais eu de névralgies du gros orteil. Au talon du pied gauche, il y a un mal perforant énorme accompagné d'un œdème éléphantiasique de la jambe. La malade se sert de ses mains à la manière des anesthésiques en général. Les mains, en dehors d'un peu d'atrophie musculaire, n'offrent rien d'anormal.

Obs. 62. — *Lèpre (anesthésique) mixte.* — Einar E..., 29 ans, garçon de ferme ; domicile, Fifustadir, Dalahrepp, Baradstrand, né à Frotansfjördr, Sudfjardarhrepp, Bardastrand. — N'a jamais quitté Bardastrand. Santé antérieure bonne. Pour ses antécédents de famille, voir la malade de l'obs. 59 dont il est le frère.

Il y a neuf ans, il eut des malaises généraux, des frissons et des douleurs osseuses violentes suivies d'anesthésie des extrémités inférieures, et de sueurs abondantes. Il y a trois ans, de très petites nodosités parurent aux sourcils.

État actuel. — Pouls 78. La face est normale, seulement aux sourcils on constate nettement des petites nodosités plates. Les sourcils sont très clairsemés. Ni la vue, ni la voix ne sont altérées. Il a des sueurs abondantes nuit et jour. A la face externe de la jambe droite, jusqu'au tiers supérieur, il y a de l'analgésie. A la face interne de la jambe gauche, on trouve de l'anesthésie ayant la même étendue. Il n'existe pas de taches et pas de nodosités en dehors de celles signalées aux sourcils au nombre de trois à quatre. Les nerfs ne sont pas sensiblement épaissis. Les réflexes rotuliens sont normaux. Le malade a souvent des névralgies des gros orteils et par les temps humides et froids, il en ressent aussi dans la région du nerf péronier. Rien du côté des mains et des pieds.

Obs. 63. — *Lèpre anesthésique.* — Arnfridur B..., 59 ans, veuve d'un paysan ; domicile, Arnarnes, Myrahrepp Isafjordssyssel, née à Bœ à Ráudasand, Bardastrand, Syssel. Jusqu'à l'âge de 16 ans, elle est restée à Bardastrand, plus tard à Isafjord. — Pas de lèpre dans la famille, les parents sont morts : la mère à 70 ans, le père à 90 ans. Elle avait dix frères et sœurs, cinq sont vivants et bien portants, les cinq autres sont mort jeunes, avant la naissance de notre malade. Son mari est mort il y a dix ans, il n'était pas lépreux. Elle a eu deux enfants, ils sont bien portants.

La maladie a commencé il y a huit ans par des frissons et des douleurs osseuses peu prononcées. De l'engourdissement et de la faiblesse envahirent les mains et les pieds. Il y a quatre ans, les mains se déformèrent, les pieds aussi, mais ces derniers à un degré faible. Enfin, il y a deux ans, elle a éliminé des fragments osseux par un mal perforant du calcanéum droit. Elle n'a jamais eu de nodosités.

État actuel. — Pouls 100 et régulier. La face est amaigrie, les joues sont rentrées, la peau a un aspect cicatriciel pâle. La mimique est un peu paresseuse. Les sourcils ont presque disparu et ressemblent à du duvet. La vue des deux yeux est mauvaise depuis trois ans. La moitié de la cornée droite est trouble, il y a de la kératite vasculaire avec des ulcérations récentes. Sur la cornée gauche, il y a une ulcération cratériforme couvrant la pupille. Les deux cornées sont anesthésiques. En plus, il y a de l'ectropion à droite et de la paralysie de la paupière du même côté. Des anesthésies complètes occupent les mains, dépassant un peu les poignets ; il en est de même des pieds où l'anesthésie monte aussi, un peu sur les tibias. Il n'y a ni taches ni nodosités. On ne constate pas d'épaississement

nerveux. Les réflexes sont normaux. Le pied droit est en varus si complet
que le malade marche sur le bord externe du dos du pied. Au calcanéum
il existe un grand mal perforant allant jusqu'à l'os et répandant une forte
odeur. Les orteils des deux pieds sont incurvés vers la plante, il est impossible de les redresser. Les mains sont déformées en griffes. A l'index droit,
la phalangine est tombée, le médius porte à la phalangette un étranglement
ressemblant à celui de l'aïnhum, la phalangine a une forme de massue. A
la main gauche, l'index et le médius ont perdu les deux derniers segments.
La musculature des mains est complètement atrophiée.

Ops. 64. — *Lèpre anesthésique.* — Marcus Olafr G..., 42 ans, habite chez
son père; domicile, Grafargil, Mosvallahrepp Isafjordsyssel, né au même
endroit. N'a jamais quitté Œnundafjord. — A été bien portant jusqu'à sa
neuvième année. Pas de lèpre dans la famille. Ses parents sont morts; ils
n'étaient pas lépreux. Sur treize frères et sœurs, cinq sont vivants et bien
portants.

La maladie a commencé à l'âge de 9 ans; un ulcère parut au tibia
droit et se referma; peu après la jambe devint faible (atrophie) et le
pied commença à s'incurver. A l'âge de 20 ans, le tendon d'Achille fut
coupé par un coup de hache; depuis ce moment, son pied est sans force
mais pas déformé. Dans la première année de la maladie, les mains se
déformèrent également, les membres malades étaient anesthésiques
presque à partir du début. Il n'a jamais eu de nodosités.

État actuel. — Pouls 72. On ne trouve rien à la face en dehors d'une
exophtalmie gauche. La voix est criarde, mais pas rauque. Des anesthésies
existent à l'index et à l'auriculaire de la main droite qui sont déformés.
Les doigts qui sont mutilés, sont froids et de couleur violette. A la main
gauche, les trois doigts innervés par le nerf cubital sont mutilés, ils sont
de couleur violet pâle et froids sans trace de sensibilité. Le médius en
plus est éléphantiasique. Le pouce commence à s'anesthésier et à se
déformer. Au dos du pied droit, il y a de l'analgésie. Des quantités de
petites taches couleur de café couvrent le tronc et les extrémités. On sent
facilement l'épaississement des nerfs cubitaux dans la gouttière bicipitale,
vu l'énorme atrophie des muscles; plus bas, au contraire, on ne sent pas
d'épaississement. Les réflexes rotuliens sont bons. La jambe droite, à
partir du genou, est éléphantiasique, portant une rainure profonde au
niveau de l'articulation tibio-tarsienne; le pied est en varus complet, de
sorte que le malade marche sur le dos du pied. Sur l'ancienne plante du
pied et sur le dos qui maintenant sert de plante, il y a des maux perforants. Les mains sont déformées en griffes. A la main droite, les doigts
sont incurvés à partir de la première articulation A l'index, la dernière
articulation manque. A la main gauche, la contracture envahit deux articulations; le médius est éléphantiasique. Les muscles des mains, des
avant-bras et des bras sont atrophiés.

Obs. 65. — *Lèpre anesthésique (à forme de panaris analgésique)*. — Astridur T..., 59 ans, veuve d'un paysan ; domicile, Stakkadal, Slettahrepp, Isafjord, née à Lek dans le même Hrepp. N'a jamais quitté le Syssel. — Il n'y a pas eu de lèpre dans sa famille. Sur douze frères et sœurs, il n'y en a que trois vivants, aucun n'est mort de lèpre. Son mari est mort, mais pas de lèpre non plus. Elle a eu trois enfants dont un seul vit et est bien portant, les deux autres sont morts en bas âge.

La malade a été bien portante jusqu'à sa cinquantième année. A cette époque, elle fut prise de maux de tête, de frissons et de douleurs osseuses ; les mains et les doigts s'engourdirent, les jambes également, mais à un degré moindre. En filant au rouet, elle remarqua qu'elle ne pouvait pas étirer le fil ; les doigts se déformèrent tout de suite au début. Les trois dernières années, la maladie a fait beaucoup de progrès ; il se formait aux doigts, surtout au pouce gauche et à l'index droit, des suppurations qui se terminèrent par nécrose et élimination de séquestres des phalanges. Elle n'a jamais eu de nodosités.

État actuel. — Pouls 90. La face est naturelle. Rien d'anormal de ce côté. Elle a des sueurs abondantes la nuit. Toute la main droite est anesthésique jusqu'au poignet ; une forte pression seulement est sentie. A la main gauche, l'analgésie arrive à peine jusqu'au poignet. Aux extrémités inférieures, il est moins facile de déterminer exactement les anesthésies, mais on voit au talon gauche une cicatrice consécutive à un ancien mal perforant et une brûlure qui est partout assez insensible. Cette brûlure est survenue au printemps et est restée sans se cicatriser. Dans la région des lombes, il y a une grande tache pigmentaire de forme triangulaire, dont la pointe est tournée en haut, et qui est placée juste sur la colonne vertébrale. Les cheveux sont très clairsemés. Les nerfs ne sont pas épaissis d'une façon sensible. Les réflexes rotuliens sont bons. Les ganglions inguinaux et axillaires ne sont pas augmentés. Les pieds ne sont pas déformés, il existe seulement une cicatrice au talon gauche. Pour ce qui concerne les mains, la malade s'en sert pour boutonner ses vêtements comme un anesthésique en général. Griffe formée par les premières phalanges. Le premier, le quatrième et le cinquième doigt de la main droite sont normaux. Au médius, les deux dernières articulations manquent. A l'index, la dernière articulation manque, et à la deuxième articulation on voit une ulcération ayant la grandeur d'une pièce de 50 centimes, dont le fond est formé par l'os dénudé. A la main gauche, il manque la dernière articulation du pouce et les deux dernières articulations de l'index. Au médius, il y a un moignon de la deuxième phalange et la peau y porte une rainure d'étranglement semblable à de l'aïnhum. A l'annulaire la dernière phalange manque, la seconde phalange porte également une rainure qui ne communique pas avec l'articulation. A l'auriculaire enfin, il y a une ulcération qui va jusqu'à l'os de la phalangine qui est prête à

tomber. L'ordre chronologique d'après lequel les doigts ont été attaqués
est : le pouce gauche, puis l'index et le médius de la même main, enfin le
deuxième et le troisième doigt de la main droite.

Obs. 66. — *Lèpre tubéreuse.* — Gudmundr G..., 41 ans, pêcheur l'hiver,
cultivateur l'été; domicile, Hnifsdal, Eyrahrepp, N. Isafjord, né à Hvammr
dans Leikjarhrepp, Bardastrand. Il a vécu dans Bardastrand jusqu'à l'âge
de 16 ans, plus tard à Isafjord qu'il n'a plus quitté. — Il a toujours été bien
portant avant la maladie actuelle. Dit bien avoir rencontré des lépreux,
mais ne les avoir jamais fréquenté. Il ne croit pas avoir été contagionné.
Le père est mort noyé. La mère vit et est bien portante. Ils étaient quatre
frères et sœurs, un frère en dehors de notre malade vit et est bien portant. Notre malade est marié, il a eu quatre enfants dont un mort-né.
Trois vivants dont un a été examiné.

La maladie a commencé il y a deux ans par des malaises, des légers
épistaxis et des douleurs osseuses. Déjà une année avant l'apparition de
ces prodromes il dit avoir eu de l'engourdissement des mains. Plus tard
des nodosités ont paru d'abord au tibia gauche puis au tibia droit. Une
plaie est survenue au coude droit et des nodosités ont envahi les mains,
les coudes et les épaules. Il y a un an et demi elles ont paru à la face en
commençant par le front; elles ont successivement augmenté en nombre
et en grandeur depuis.

État actuel. — Pouls 84. La face est couverte de nodosités variant de la
grosseur d'un pois à celle d'un haricot; elles sont confluentes et plates
par endroit; dans le sillon naso-labial on constate également une série de
nodosités. Le nez en est également parsemé et commence à s'aplatir. Sur
le bord de la langue il existe des papules. Il y en a aussi au voile du palais,
mais elles sont ulcérées. La moitié des sourcils est tombée. La voix est
rouillée. Les sueurs ne sont guère augmentées. Le malade se plaint d'abaissement de la sensibilité des mains, mais n'a pas de véritable anesthésie.
En dehors de la face on trouve des nodosités aux mains, aux épaules
et aux extrémités inférieures; sur ces dernières elles paraissent plus
anciennes; la plupart des nodosités sont grandes et en état de régression.
Beaucoup sont ulcérées. On y trouve des nombreuses taches pigmentées
consécutives à d'anciennes taches disparues. Partout, mais surtout aux
bras, disséminées parmi les nodosités, des taches irrégulières et luisantes
de couleur café. La chevelure est bien conservée. La barbe est un peu
clairsemée. Les deux nerfs cubitaux sont considérablement épaissis. Les
réflexes sont conservés. Les ganglions inguinaux et axillaires sont
augmentés. Au dos des pieds on constate des nodosités disséminées en
état d'ulcération. Les mains qui ne sont pas déformées sont œdémateuses et offrent de grandes nodosités semblables à celles des pieds;
leur musculature est véritablement infiltrée de nodosités.

Obs. 67. — *Lèpre anesthésique.* — Sigurdr H..., 67 ans, paysan; domicile, Nes à Grunnavik, Isafjordsyssel, né à Dynjandi même hrepp. N'a jamais quitté Isafjords Syssel. — Santé antérieure bonne jusqu'à l'éclosion de la maladie actuelle. Le malade a autrefois gardé une paysanne lépreuse, placée chez lui aux frais de la commune; elle était atteinte de lèpre tubéreuse, et s'appelait Sigrid T..., et est morte au printemps dernier à Faxastadir. Il y a quatorze ans elle quittait notre malade et trois ans après lui-même fut atteint de la lèpre. Pas de lèpre dans la famille. Les parents qui n'étaient pas lépreux sont morts il y a longtemps. Sur douze frères et sœurs, une sœur seule vit en dehors du malade, elle est bien portante. Le malade qui est veuf a eu quinze enfants, dont douze sont morts et trois bien portants.

Il y a onze ans, de l'anesthésie parut au genou droit, il s'en aperçut par le développement, à cet endroit, d'une plaie qui ne voulait pas se cicatriser; il y a trois ans, un mal perforant parut à la plante du pied droit qui, également, ne se cicatrisait pas; après son apparition tous les orteils de ce pied furent anesthésiés. N'a jamais eu de nodosités.

État actuel. — La face paraît naturelle. Autrefois il aurait eu de l'anesthésie du front peu après l'apparition de la plaie au genou. Les orteils du pied droit sont complètement anesthésiés; à la face antérieure du genou droit dans la cicatrice de la plaie, également de l'anesthésie. De l'analgésie aux deux coudes sur une place grande comme une main d'enfant. Pas d'épaississement des nerfs. Les réflexes rotuliens sont bons. Les pieds ne sont pas déformés, mais la peau des orteils est le siège d'un œdème dur (scléro-dermique). Cet œdème monte de deux à trois centimètres sur le dos du pied, son bord forme une limite nette entre la partie anesthésiée qui est d'un rouge bleuâtre et la partie à sensibilité normale. Les mains sont naturelles.

Obs. 68. — *Lèpre (tubéreuse) mixte rétrograde.* — Sigurlaug M..., 53 ans, célibataire; domicile, Brandaskardi Vindhœleshrepp, née à Fjall dans Hofsokn même Hrepp Hunavatn. — Il y a vingt-deux ans elle a passé une année à Skagafjord, autrement, a toujours vécu dans le Hunavatnsyssel. Ses grands parents et ses parents n'étaient pas lépreux. Ils étaient douze frères et sœurs, cinq sont vivants, y compris notre malade, les quatre autres sont bien portants. Une sœur Sigrid M.... est morte il y a environ quarante ans de lèpre tubéreuse, âgée de 30 ans; une autre sœur Onna est morte de lèpre tubéreuse il y a trente-cinq ans, à l'âge de 19 ans. Notre malade qui est l'avant-dernier enfant se rappelle très bien de la maladie de ses sœurs; Onna était la première malade; notre malade est restée jusqu'à l'âge de 26 ans chez ses parents.

A l'âge de 19 ans elle eut des faiblesses, des malaises, sécheresse et obstruction du nez avec épistaxis, enfin des douleurs osseuses. Des nodosités parurent d'abord aux bras, puis à la face et aux pouces, jamais au front, plus tard aux poignets. A l'âge de 21 ans la maladie était arrivée à son maximum, elle n'a jamais eu autant de nodosités depuis ; quelques-unes étaient en suppuration. Son état s'est continuellement amélioré à partir de ce moment-là.

État actuel. — Pouls 84. Le front est lisse et pâle, les joues sont d'un rouge violacé, infiltrées de nodosités diffuses qui donnent un aspect bosselé à leur peau ; la mimique est bonne. Le nez est un peu affaissé. A la langue des cicatrices consécutives à des nodosités. Les sourcils sont presque complètement tombés. A l'âge de 21 ans sa voix était rauque ; maintenant elle est assez claire. Elle tousse beaucoup, surtout le soir; le matin, elle rend des crachats d'un jaune purulent. Elle a quelquefois des sueurs le soir. Pas d'anesthésie mais quelques cicatrices après des brûlures, et d'autres plus petites consécutives à des nodosités. En dehors des joues, quelques nodosités au dos des mains. Des légères variquosités aux jambes et aux avant-bras. Les cheveux sont bien conservés vu l'âge. Les deux nerfs cubitaux sont fortement épaissis et bosselés. Les réflexes rotuliens sont normaux. Les seuls ganglions augmentés sont les ganglions épitrochléens. Les pieds sont naturels. Les mains sont d'un bleu violet offrant des nombreuses cicatrices consécutives à des nodosités. Il y a un commencement d'incurvation des annulaires et auriculaires des deux mains. Aux deux médius on devine un commencement de déformation.

Obs. 69. — *Lèpre tubéreuse.* — Julius K..., 28 ans, paysan l'été, pêcheur l'hiver ; domicile, Malung, Skagafjords Syssel, né à Olafsfjord Seyssel, a séjourné à Olafsfjord jusqu'à l'âge de 18 ans, plus tard dans le Skagafjord Syssel. Santé antérieure bonne. — Son père est mort d'une affection de poitrine. Parmi ses cousins germains paternels il y aurait eu des lépreux, mais il ne les a jamais vus. Sa mère vit et est bien portante. Deux frère et sœur sont bien portants.

La maladie a commencé il y a deux ans par des nodosités aux pieds sans qu'il remarqua des prodromes. Elles ont débuté au pied droit, et étaient de couleur rouge et bleuâtre, puis sont venues à la cheville, enfin au pied gauche. Cet hiver il en est venu au front.

État actuel. — Pouls 90, régulier et vigoureux. La face offre une teinte rouge violacée, au front surtout. Dans les sourcils, qui sont assez bien conservés, on trouve des nodosités disséminées. La vue et la voix sont bonnes. Le malade a des sueurs abondantes en travaillant. Il ne présente nulle part des anesthésies ; par contre de nombreuses taches brunes, grandes comme une pièce de un franc, recouvrent le tronc. En dehors du front les nodosités existent au cou. Aux extrémités supérieures, juste à la région des épaules, des quantités de nodosités pour la plupart miliaires. Aux extrémités inférieures l'éruption des nodosités est en tout semblable. Les nerfs cubitaux sont fortement épaissis. Les réflexes sont bons. Jamais le malade n'a eu de névralgies des gros orteils. Les ganglions inguinaux sont de la grosseur d'une noix. Les pieds et les mains sont naturels.

Obs. 70. — *Lèpre anesthésique (mutilante).* — Gudlaug J..., 55 ans, veuve ; domicile, Miklaholi, Vidvikursveit, Skagafjord Syssel, née à Hruni à Sljettuhlid même Syssel. Elle n'a jamais quitté le Syssel. — N'a jamais été malade avant. Pas de lèpre dans la famille ; les parents sont morts. Sur onze frères et sœurs, quatre vivent et sont bien portants. Son mari est mort il y a dix ans de péritonite. Elle a eu quatre enfants dont trois sont morts de maladie d'enfance, le quatrième est bien portant.

Il y a vingt-trois ans des engourdissements intenses et des douleurs survinrent aux membres. Peu après une bulle apparut au pouce droit qui se creva et se transforma en ulcère. Des fortes douleurs envahirent le pied gauche, surtout le gros orteil, qui élimina plusieurs fragments d'os. Les ulcères qui se formaient se cicatrisaient de temps en temps, puis, reparaissaient de nouveau. Ce processus dura deux à trois ans ; pendant ce temps tout le pied fut mutilé. Les orteils étaient conservés mais les os du métatarse étaient éliminés successivement. La main droite était atteinte avant les pieds. Aux deux mains des segments des doigts sont tombés à la suite d'inflammation périphérique. L'ordre chronologique de ces lésions est le suivant : Après la main droite, le pied gauche fut envahi, puis le pied droit et enfin la main gauche ; (cette dernière il y a dix à douze ans).

État actuel. — Pouls 90, régulier et vigoureux. En dehors d'une certaine pâleur à la face, on n'y constate rien d'anormal. Elle dit avoir de très fortes sueurs la nuit mais très variables d'intensité. La sensibilité est extrêmement abaissée aux mains ; sur certaines taches les piqûres restent complètement inaperçues. Elle ne sent pas un léger contact ; une pression un peu forte est transmise avec retard. Quelquefois, suivant le temps, elle a encore des douleurs piquantes dans le gros orteil. On ne sent pas d'épaississement des nerfs. Les réflexes sont bons. En ce qui concerne les pieds sont raccourcis chacun de 17 centim. par suite de l'élimination du métatarse. Les orteils sont conservés, mais comme émoussés. A la plante du pied droit, trois maux perforants en train de se cicatriser. A la main gauche, les deux dernières articulations de tous les doigts sont tombés, il en est de même à la main droite, mais il y reste encore des bouts rudimentaires des phalangines. La musculature des mains est complètement atrophiée.

Obs. 71. — *Lèpre anesthésique (tubéreuse au commencement).* — Olafr J..., 50 ans ; domicile, Blandstadir, Blondadal, Hunavatn Syssel, né à Eyvindarstadagerdi dans Blondadal ; il n'a jamais quitté Hunavatn. — A l'âge de 35 ans il a eu de l'ictère. Sa santé a toujours été faible sans jamais avoir fait de grande maladie. Il y a vingt ans, il servait dans une ferme où un lépreux fréquentait, ce malade avait une existence vagabonde, mais est mort à la ferme en question dans un lit près de notre malade. La mère de ce dernier, peu de temps avant sa mort, il y a quarante ans, a eu une maladie des extrémités que les gens n'ont pas pu déterminer. Il a eu 2 frères et sœurs qui sont morts. Il a 2 demi-frères et sœurs qui sont vivants et bien portants, la femme se porte bien. Il a eu 6 enfants sur lesquels 2 sont morts, les 4 autres vivent et se portent bien. Il y a cinq ans il eut des picotements et de l'engourdissement de la plante du pied droit il eut ensuite des névralgies violentes, à la jambe droite, il remarqua un gonflement œdémateux au-dessus de l'articulation tibio-tarsienne droite où il dit aussi avoir eu des nodosités dans la peau. A la jambe gauche des douleurs semblables existent mais pas aussi violentes ; les névralgies y sont nocturnes, ces douleurs persistent. Cet hiver il a eu une plaie suppurante du gros orteil, à la suite de laquelle il reste une cicatrice profonde ; un morceau d'ongle est tombé. Des nodosités serrées ont paru au front, il y a quatre ans, elles ont disparu un ou deux ans après (un médecin les avait vues).

État actuel. — Pouls 90. La face est naturelle, léger teint, violacé sur le front. Le nez est naturel. Sur le bord gauche de la langue une petite excroissance ressemblant à un papillome. Les sourcils sont conservés. La vue est assez bonne, pourtant, il y a de la conjonctivite légère. Affection lacrymale des deux côtés avec de l'ectropion. La voix est quelquefois rauque. Il sue abondamment quand il a ses névralgies. Au genou droit de l'anesthésie légère ; sur toute la jambe droite la sensibilité est abaissée (il y a du retard). Sur les orteils il y a de l'analgésie assez prononcée. Au coude gauche une tache violacée, grande comme une paume de main d'enfant, mais sans anesthésie. La peau s'y écaille comme dans le pityriasis ; des taches semblables mais moindres et en forme d'anneaux existent isolées au bras. Des légères varicosités aux deux jambes. Pas d'épaississement des nerfs. Les réflexes sont bons. Il souffre beaucoup de névralgies, surtout dans le gros orteil droit, mais à ce pied, les névralgies sont aussi prononcées dans les autres orteils. Il dit qu'il diminue beaucoup sa douleur en appuyant fortement le pied sur sa couche. Au pied droit les orteils sont déformés en griffes. Il y a en effet double flexion. Le pied gauche et les mains normaux.

Obs. 72. — *Lèpre tubéreuse.* — Valgerdur J..., 30 ans, servante, célibataire ; domicile, Langhusum, Fljot, Skagafjord Syssel, née à Engidal Hvamm-seyrahrepp, Œfjord. — Santé antérieure bonne. Depuis plus d'une année elle sert à Langhusum où vit la lépreuse Sigudur J..., elle couche dans la même chambre, presque à côté de la lépreuse. (Nous apprenons qu'un enfant couchait autrefois dans le même lit que Sigudur J...) La grand'mère maternelle est morte de la lèpre. Le père et la mère ne sont pas lépreux. Ils étaient 10 frères et sœurs, 3 sont vivants y compris la malade.

La maladie a commencé, il y a un an, par la série complète des prodromes ; des nodosités ont paru d'abord aux jambes, puis aux extrémités supérieures. D'après son dire, la maladie aurait été accompagnée d'un fort scorbut.

État actuel. — Le front est de couleur bleue violacée. A des sueurs abondantes la nuit. Pas d'anesthésie. Aux mains, aux pieds, au corps et au tronc, il y a des nodosités. Les nerfs ne sont point épaissis. Les mains sont normales. Il a été impossible de soumettre la malade à un examen plus détaillé, vu son arrivée tardive (presque au moment où nous devions prendre le paquebot).

Obs. 73. — *Lèpre (tubéreuse) mixte.* — Margrjet J..., 64 ans; domicile, Storurejkir, Fljotahrepp, Skagafjord, née à Krakavellir dans Flokadal Skagafjord. — En dehors de quatre années passées à Ejafjord, entre l'âge de 20 à 30 ans, elle a toujours été à Skagafjord chez son gendre. Toujours bien portante jusqu'au commencement de la maladie actuelle. Ses parents sont morts, ils n'étaient pas lépreux. Son père était mélancolique, de même que 2 de ses sœurs. Ils étaient 12 frères et sœurs, 4 sont morts en bas âge, 8 sont arrivés à l'âge adulte dont 3 seulement sont vivants. Un frère est bien portant, une sœur Sigridur J..., âgée de 69 ans, habite Langhusum à Fljot et est atteinte de lèpre tubéreuse, arrivée au stade terminal. Notre malade a souvent fréquenté cette sœur, dont le domicile est peu éloigné du sien. Elle a 2 enfants qui sont bien portants, l'un un garçon habite à Sighafjord, l'autre une fille est mariée avec Joseph B...., atteint de lèpre mixte (voir obs. 74).

Il y a deux ans, elle eut des malaises, des maux de tête, des vertiges et des douleurs rhumatismales. Des nodosités parurent aux pieds et aux mains, l'été dernier seulement, il en est venu à la face. Leur nombre a toujours augmenté depuis, pas leur grandeur. La malade a enfin remarqué que la sensibilité a diminué dans les avant-bras.

État actuel. — Pouls 100, régulier. La face est chagrinée et de couleur brune rougeâtre. Au front il y a des traces de nodosités ; aux joues on en trouve une isolée. La mimique est bonne. Rien du côté de la bouche si ce n'est que la luette a été coupée (comme on le fait souvent ici suivant une vieille superstition). Les sourcils manquent complètement. Il y a de la conjonctivite double avec un peu d'ectropion, en outre à l'œil droit une tache sur la cornée qui fait que la vue est un peu affaiblie. La sensibilité est abaissée aux deux avant-bras avec de grandes analgésies dans le territoire des nerfs cubitaux. Sur le genou droit une grande tache d'un brun violacé dont les bords bruns sont nets ; elle est complètement anesthésique. D'autres grandes taches, couleur de café existent au tronc et aux extrémités supérieures. Sur l'avant-bras droit des cicatrices consécutives à des brûlures. Des nodosités existent en dehors du front, au dos des mains et aux bras, surtout près du coude. Au sein gauche et aux extrémités inférieures il y en a d'ulcérées. La malade perd ses cheveux. On ne constate pas d'épaississement des ners ; quand aux réflexes ils sont bons. Les ganglions axillaires et inguinaux sont augmentés. Les mains et les pieds sont normaux.

Obs. 74. — *Lèpre maculeuse (commençante)*. — Tortsteinn H..., 9 ans, fils de Sigudur B... (obs. 77) ; domicile, Osbrekkukot, né à Vatnsenda Olafsfjordr, a toujours séjourné dans la même vallée. — Le père a été examiné et est bien portant. La mère a la lèpre tuberculeuse à l'état d'ulcérations très prononcées.

L'enfant a commencé par se sentir des malaises il y a plus d'un an; pas de nodosités.

État actuel. — Taches violettes au-dessus des deux paupières. Le nez est naturel. La bouche ne présente rien d'anormal. Pas d'anesthésie. Des grandes taches couleur café au lait couvrent le tronc et les extrémités. Chapelet sur les deux nerfs cubitaux épaissis, plus prononcé du côté gauche. Les ganglions inguinaux de la grandeur d'un haricot. Sans cela rien d'anormal. Revu en 1895. S'est bien porté depuis l'année dernière, n'a pas encore d'anesthésie et pas de douleurs. Les taches ont augmenté en nombre et en grandeur. Il y a beaucoup de cercles.

Obs. 75. — *Lèpre (tubéreuse) mixte*. — Grimur J..., 25 ans, pêcheur l'hiver, agriculteur l'été; domicile, Toraddsstodum Olafsfirdi Ejafjordr, né à Hring-verskot Olafsfirdi. N'a jamais quitté son pays. Toujours bien portant. La mère est morte il y a vingt et un ans de lèpre. Ils étaient quinze frères et sœurs. Ils ne sont plus maintenant que six y compris le malade. Un de ses frères est mort il y a sept ans, à l'âge de 28 ans, après avoir été atteint de lèpre tubéreuse pendant quatre ans. Il est marié, et sa femme est bien portante.

Il y a trois ans, la maladie commença avec des malaises généraux, des frissons, sécheresse du nez et épistaxis. Il eut des lépromes insignifiants sur les jambes; ces dernières s'engourdirent ensuite ainsi que les extré-mités supérieures.

État actuel. — Pouls 80. La face est d'un bleu rougeâtre. Des petites nodosités aux sourcils et au front. La mimique est bonne. Les sour-cils ont presque disparu. La vue est bonne; sur la sclérotique gauche au pourtour de la cornée, quelques infiltrations de couleur jaune et for-tement vascularisées. Les plus grandes se trouvent en dehors et en dedans, s'élevant à un millimètre au-dessus du bord de la cornée. La voix est un peu rauque. Sueurs nocturnes prononcées. Le bord interne du pied droit et la région de la malléole externe sont anesthésiés. Le pied gauche est complètement anesthésique y compris la plante du pied et la malléole externe. Il y a des petites taches de couleur café sur les extrémités; des grandes nodosités rousses et brunes sur le front, les avant-bras et les cuisses. Sur les jambes de nombreuses traces d'ulcérations antérieures. On n'y voit qu'un seul léprome ulcéré. Il y a des fortes névralgies dans le gros orteil. Les réflexes sont bons. Les ganglions inguinaux et axillaires sont augmentés de volume. Commencement de griffes des deux mains. L'auriculaire commence à se contracter. Revu en 1895. Il se sent bien. La musculature des deux auriculaires s'atrophie. Le nombre des petits lépromes a augmenté au front et au pied gauche. Un autre léprome est venu sur la paupière du côté gauche. Enfin du côté des yeux, les lépromes forment maintenant un anneau complet autour de la cornée sans empiéter sur elle. En plus à la partie externe de chaque cornée il y a un léprome plat, grand comme un haricot environ.

Obs. 76. — *Lèpre anesthésique.* — Joseph B..., 40 ans, paysan; domicile, Storereykir, Fljot, Skagafjord; né à Leyningur, Hvammeyrashrepp, Œfjord. — Pendant les premières années de sa vie il a été à Œfjord, il est resté longtemps à Skagafjord, quelquefois à Midfjord. A toujours été bien portant jusqu'à l'éclosion de la maladie. Il s'est souvent trouvé avec une femme (Sigridur J...) qui était atteinte de lèpre avant lui, mais il n'a jamais habité sous le même toit qu'elle. On dit d'un oncle qu'il a été lépreux mais le malade ne l'a pas connu. Les parents étaient bien portants, le père s'est noyé. Dix frères et sœurs, deux vivent et sont bien portants. Il est marié avec une fille de la malade de l'obs. 73, il a eu six enfants dont cinq sont vivants et bien portants. Sa femme se porte bien.

Il y a neuf ans, la maladie commença par une toute petite tache anesthésique au bout de l'auriculaire de la main droite. Tous les hivers il allait à la pêche et chaque fois les bouts des doigts enflaient, il perdit des segments des quatre doigts innervés par les nerfs cubitaux. Dans le courant de la deuxième année les doigts se rétractèrent, des anesthésies apparurent aux bras accompagnées de fortes névralgies cubitales et de douleurs osseuses dans les articulations des doigts. Il y a cinq ans, les pieds furent atteints d'anesthésie jusqu'au-dessus de l'articulation; le pied gauche se déforma et un mal perforant apparut à la plante du même pied. Il a eu des douleurs nocturnes atroces dans les jambes.

État actuel. — Pouls 90. La face est seulement un peu amaigrie. La mimique est excellente. A part cela rien d'anormal à la face. Il souffre de sueurs intenses pendant les temps chauds. Le membre supérieur droit est atteint d'anesthésie et d'analgésie complètes à partir d'une limite nettement déterminée (2 centim. au-dessus du poignet droit). Sur le membre supérieur gauche la sensibilité est bien conservée. Le membre inférieur droit est anesthésié jusqu'au milieu de la face antérieure de la jambe, le bord externe du pied excepté. Sur la jambe gauche, l'anesthésie s'étend également du milieu de la face antérieure de la jambe au pied. La peau y est lisse et luisante. Quant à la limite de l'anesthésie, elle est tout à fait nette.

Sur la face postérieure de la jambe la sensibilité est bonne. Il existe encore de l'anesthésie à la rotule du genou gauche. Ongles hippocratiques et très petits sur les doigts de la main droite. Le nerf cubital droit est un peu épaissi. Le membre inférieur gauche offre de l'éléphantiasis à partir du milieu de la jambe, il y a de l'œdème prononcé. Au pied du même côté, un mal perforant, de la grandeur d'une pièce de 5 francs. Sur la main droite, les quatre doigts innervés par le nerf cubital ont perdu leurs phalangines. L'articulation suivante est contractée. Sur la main gauche l'annulaire et l'auriculaire offrent le commencement de la déformation en griffes. La musculature est complètement atrophiée à la main droite, tandis qu'à la main gauche, elle est seulement relâchée. Sur les jambes elle est également atrophiée. Les ganglions inguinaux du côté gauche sont gros.

Obs. 77. — *Lèpre (ulcéro-tuberculeuse) mixte.* — Sigridur B..., 39 ans, mariée : domicile, Osbrekkukot Olafsfjördr, née au même en droit. Toujours bien portante jusqu'à l'apparition de la maladie. Pas de renseignements sur une contagion possible. Les gens disent que sa mère est morte de lèpre. Père mort d'un accident de montagne (avalanche). Trois frère et sœurs, deux morts en bas âge. Quatre demi-frères et sœurs bien portants. Son mari a du psoriasis, sans cela bien portant. Six enfants, dont deux morts de maladie d'enfants ; 4 sont vivants, le plus jeune a 11 semaines (l'enfant de 11 semaines est mort l'hiver 1894-1895), elle l'a élevé elle-même au sein, mais elle n'a presque plus de lait ; l'aîné a 9 ans et est lépreux (voir obs. 74), les deux autres âgés de 5 et de 2 ans ne présentent rien à l'examen.

Il y a douze à treize ans les prodromes habituels, malaises généraux, maux de tête, frissons, vertiges, nez embarrassé et sec, épistaxis et douleurs osseuses. Plus tard, elle eut des engourdissements des mains et des pieds. Les nodosités commencèrent sur les pieds, puis sur la face et sur les mains. Il y a six ans les nodosités s'ulcérèrent.

Etat actuel. — Pouls 96. La face est pâle et d'un aspect misérable, elle est couverte de nodosités ulcérées, aux sourcils, aux joues, au menton et aux lèvres. Quelques-unes des ulcérations sont couvertes de croûtes ayant un bord cicatrisé d'un rouge violet. Le nez qui saigne facilement et qui est bouché, présente des croûtes ulcérées. La langue est œdémateuse. Les sourcils sont disparus. La vue est assez bonne. La voix est rauque et sans timbre, elle tousse un peu. Elle a des sueurs nocturnes très abondantes, et est très amaigrie. Des anesthésies complètes des extrémités supérieures jusqu'aux épaules ; il ne reste qu'un peu de sensibilité à la pointe des doigts. De nombreuses taches pigmentées dans la région scapulaire, quelques-unes sont anesthésiques après avoir été ulcérées autrefois. En dehors des nodosités déjà décrites à la figure, de grandes ulcérations suppurantes sur les mains et les avant-bras. Ces ulcérations sont couvertes de croûtes de la grandeur d'une pièce de 5 francs. Enfin

des ulcères annulaires aux deux jambes. Pas de varices. Les ongles de
6 doigts sont atteints de trichophytie. Les cheveux sont tombés. Il est
impossible de sentir l'épaississement des nerfs cubitaux à cause de l'ulcération de la peau. Les réflexes sont bons. Tous les ganglions sont augmentés de volume. Les plantes des pieds sont lisses, il n'y a pas de
griffes. La musculature des régions thénar, hypothénar et interosseuse
est dans un état d'atrophie commençante. Revue en 1895 dans sa cabane
qui est le comble de ce qu'on peut imaginer de misère, pauvreté et saleté.
Elle ne quitte plus le lit. Les mains sont couvertes de grandes ulcérations
suppurantes ; les ulcères des jambes ont augmenté en étendue, tandis que
celles de la face se sont cicatrisées. (Nous avons vu les trois enfants
s'asseoir sur le lit de leur mère et se faire embrasser par elle.)

Obs. 78. — *Lèpre (tubéreuse) mixte.* — Gisli A..., 53 ans, cultivateur ; domicile, Tverá, Holshrepp, né à Raudaskredr Tingö Syssel. Depuis l'âge de
3 ans dans le même district. — N'a jamais eu de maladie grave avant. Les
parents sont morts, mais pas de lèpre. Il y a eu 6 frères et sœurs. Une
demi-sœur Anna A... est morte il y a sept ans et demi après avoir été
atteinte de lèpre tubéreuse pendant le même laps de temps. Elle habitait
dans le voisinage. Notre malade allait souvent la voir. Un frère vit et est
bien portant. Il a eu 7 enfants dont 5 vivants. Sa femme n'a pas été
examinée.

Il y a cinq ans la maladie commença par des malaises généraux et des
frissons. Les nodosités sont apparues aux pieds puis aux poignets et enfin
à la face, accompagnées d'œdèmes des pieds. Quant aux nodosités elles
ont augmentés petit à petit en nombre et en grandeur. Durant l'hiver
1891-1892 le malade a été soigné à l'hôpital de Copenhague pendant cinq
mois avec un assez bon résultat.

État actuel. — Pouls 96, régulier et vigoureux. Au front il y a de nombreuses nodosités en régression. Il en existe quelques-unes isolées aux
joues. La mimique est bonne. Le nez est sec et obstrué par des croûtes.
Au voile du palais il y a un groupe de lépromes ulcérés. Les sourcils ont
disparu. Conjonctivite chronique. La voix est rauque et fatiguée. Sur le
dos des pieds il y a des taches anesthésiques de grandeur variable. En
dehors de la face, on trouve des nodosités aux extrémités supérieures et
inférieures, surtout prononcées autour des coudes et des poignets. Il n'y
a pas d'ulcérations. Les nodosités semblent bien plus petites surtout au
front et aux pieds que durant son séjour à Copenhague. Le nerf cubital
du côté droit est épaissi, celui du côté gauche l'est faiblement. Les
réflexes rotuliens sont bons. La peau des pieds offre un peu d'œdème
bleuâtre et dur, qui saigne facilement. Les mains ne présentent pas de
griffes. Quelques nodosités isolées aux mains ; la musculature de ces dernières est peu atrophiée. Revue en 1895, la maladie est en progression lente.

Obs. 79. — *Lèpre (tubéreuse) mixte.* — Skarphedinn J..., 26 ans, pêcheur ; domicile, Haaskála Svarfadardalshrepp-Ejafjordr, né à Kangstadr Svarfadardalshrepp Ejafjordr, n'a jamais quitté son district. — A toujours eu une bonne santé jusqu'à l'apparition de la maladie actuelle. On ne peut avoir de renseignements sur une contagion possible. Pas de lèpre dans la famille. La mère vit et est bien portante. Le père est mort de phtisie. Trois frères et sœurs sont vivants et bien portants. Sa femme est bien portante.

La maladie a commencé il y a six mois par de la sécheresse du nez et des maux de tête. Les pieds enflèrent ; des douleurs furent senties aux jambes. Des nodosités isolées d'abord sur la jambe, puis au front. Une autre apparait isolée à la main gauche.

État actuel. — Pouls 108. Au front se trouve un groupe de nodosités isolées. Le nez, la bouche, les sourcils, les yeux et la voix ne sont pas altérés. Les sueurs avaient été abondantes il y a quelques temps. Sur la jambe gauche à 7 ou 8 centimètres au-dessous de l'articulation du pied une tache anesthésiée de la grandeur d'une main d'enfant. Sur les deux omoplates, des grandes macules couleur café au lait. En dehors du front quelques nodosités isolées sur les poignets et les chevilles. Les cheveux et la barbe sont bien conservés. Les nerfs ne sont nulle part épaissis, les réflexes sont bons. Les ganglions inguinaux et axillaires sont augmentés de volume. Les pieds et les mains n'offrent pas de déformations. Revu en 1895 le malade déclare qu'il se porte bien. Il trouve même que son état s'est plutôt amélioré. Les douleurs des jambes ont diminué. Le baume de Gurjum paraît avoir eu une bonne action, c'est-à-dire a provoqué la suppuration et la cicatrisation d'une quantité de nodosités. Plusieurs nodosités nouvelles ont paru au front.

Obs. 80. — *Lèpre anesthésique.* — Julius G..., 35 ans, paysan l'été, pêcheur l'hiver ; domicile, Haldorsgerdi, Svarfardadalshrepp, né à Erthaolt Ejafjördr, même arrondissement. N'a jamais quitté son district. — Bien portant jusqu'à l'apparition de la maladie présente, ne se sent pas malade pour le moment. A été marin pendant huit ans. Il a vécu sous le même toit pendant deux ans avec sa belle-sœur qu'on ne savait pas lépreuse à ce moment-là ; elle est lépreuse depuis trois ans. Pas de lèpre dans la famille. Les parents sont morts. 6 frères et sœurs ; deux seulement vivent. Il est marié. Sa femme qui est de la ferme voisine est bien portante ; elle a un frère Magnus M..., qui est mort de lèpre il y a trois ans et une sœur Gudrun M..., actuellement atteinte de lèpre tubéreuse (obs. 87). Il a trois enfants dont deux bien portants, le troisième qui a 5 ans souffre de crampes d'estomac.

Il dit avoir eu le scorbut il y a trois ans et des faiblesses dans les jambes, en même temps une tache insensible apparût au cou-de-pied du côté gauche. Cette anesthésie a augmenté depuis jusqu'au genou. Il a aussi eu des douleurs localisées surtout au gros orteil ; mais jamais de nodosités.

État actuel. — Pouls 72, régulier. Les sourcils sont un peu clairsemés du côté du tiers externe, mais ils ne semblent pas être tombés. Il transpire beaucoup en travaillant Il n'existe que de l'anesthésie au grattage, comprenant la moitié de la face antérieure, toute la face interne et une partie de la face postérieure de la jambe gauche ; du côté de la malléole interne, la sensibilité est bonne. Les deux nerfs cubitaux sont épaissis. Les réflexes sont bons. Il n'y a ni déformation en griffe, ni d'atrophie musculaire aux mains.

Obs. 81. — *Lèpre (tubéreuse) mixte.* — Bjern S..., 23 ans, célibataire, pêcheur l'hiver, paysan l'été ; domicile, Böggvistadir Svarfadardalshrepp Ejafjördr, né au même endroit. Il n'a jamais quitté Ejafjördr.—Toujours bien portant avant l'apparition de la maladie. Ne pense pas avoir été en contact avec des lépreux. Père mort de vieillesse. La mère vit et est bien portante. 9 frères et sœurs dont 6 vivants.

L'hiver dernier il eut tout le temps des frissons jusqu'à l'apparition des nodosités, qui se montrèrent d'abord sur les chevilles et plus tard sur les poignets.

État actuel. — Rien du côté de la face, de la bouche, et des yeux. Sueurs assez fortes, mais rares la nuit. A 12 centim. environ au-dessus du poignet du côté gauche une tache analgésique de la grandeur d'une paume de main. Sur la région de l'omoplate droite des taches de couleur de café. Quelques nodosités sur les articulations de la main et du pied, et quelques petites nodosités sur les 2 nerfs cubitaux. Les ganglions inguinaux augmentés du côté gauche. Revu une année après. Il trouve que son état général a été bon, mais quelques nouvelles nodosités sont venues au front et à la paupière. Le malade a maintenant des infiltrats rouge jaunâtre autour de la cornée. La tache anesthésique décrite l'année dernière au poignet gauche se trouve maintenant couverte de nodosités. Les taches décrites à la même époque sur la région scapulaire du côté droit ont disparu, mais de nouvelles couvrent la même région du côté gauche.

Obs. 82. — *Lèpre tubéreuse (miliaire).* — Kristian J..., 40 ans, paysan ; domicile, Midgerdi Grytubakkihrepp Tingey, né à Torfanes i Kinn-Ljosavatnshrepp. A toujours séjourné à Tingey. Toujours bien portant avant. Il y a 4 ans il a gardé à sa ferme, pendant un an un lépreux pauvre, qui était placé chez lui pour la somme de 80 francs par an. Pas de lèpre dans la famille. Parents morts. Il a eu une sœur Kristiane J..., morte il y a 5 ans, âgée de 30 à 40 ans, atteinte de lèpre. Ils se fréquentaient peu.

L'hiver dernier après l'influenza il a eu des malaises, des frissons, le nez sec et bouché et des douleurs aux jambes. Les premières nodosités parurent au front. Une plaie qu'il avait à la jambe depuis une épidémie de rougeole en 1882 guérit. Des nodosités ont paru ensuite. La voix devint rauque, légèrement voilée. Il y avait des anesthésies des jambes, mais elles ont disparu maintenant.

État actuel. — Pouls 80. Le front est couvert de petites nodosités miliaires. La mimique est bonne. Le nez est un peu sec et bouché. Les sourcils sont intacts. La conjonctive oculaire est d'un rouge jaunâtre. Parmi les nodosités il y a des petites taches luisantes couleur café. Sur la face externe de la jambe gauche où il y avait de l'anesthésie autrefois il y a maintenant une surface tachetée de brun qui s'écaille. Ces écailles sont d'un brun brillant. Les cheveux et la barbe sont bien conservés. Les nerfs ne sont pas épaissis. Sans cela rien d'anormal. Revu une année après en 1895. Il y a maintenant des quantités de nodosités de la grandeur d'un pois au front et dans le pli naso-labial. Dans la bouche des lépromes, à la langue et au voile du palais. La vue de l'œil gauche est presque éteinte. Sur les sclérotiques des lépromes diffus de couleur rougeâtre. L'œil droit commence aussi à être menacé. Les taches ont pris le caractère de petits lépromes plats, dans la région massetérienne; sur les extrémités comme sur le tronc elles ont le caractère de léprômes miliaires. Il y a en outre un grand nombre de nodosités disséminées sur le corps; aux coudes il y en a de grandes, dont quelques-unes ulcérées. Le rameau cutané du nerf radial droit est épaissi en forme de chapelet à la face palmaire du poignet droit. Commencement d'atrophie des muscles du dos des pieds et de ceux des mains. Le malade ne semble pas se rendre compte que son état s'est aggravé.

Obs. 83. — *Lèpre (anesthésique) mixte.* — Sigurd J..., 32 ans, autrefois paysan, maintenant placé aux frais de la commune pour la somme de 120 couronnes par an à la ferme de Finnastadir, Hrafnagilshrepp, Ejafjordr, né à Gilsbakki même commune. N'a jamais quitté son district. Bien portant jusqu'à l'apparition de la maladie. Ne sait rien de la contagion. Les parents sont bien portants. Son oncle souffrait de lèpre tubéreuse, mais est mort avant la naissance de notre malade. Sept frères et sœurs vivent et sont bien portants. Trois sont morts. Il est marié, sa femme est poitrinaire. Il a six enfants, tous bien portants.

Il y a deux ans et demi ses jambes s'affaiblirent, il eut des douleurs dans la main droite et dans la région cubitale de l'avant-bras du même côté, les douleurs parurent aussi dans l'extrémité inférieure du côté gauche allant jusqu'à l'aîne. Six mois après il fut forcé de garder le lit et eut des taches anesthésiques. Une année après, des nodosités apparurent d'abord aux poignets, aux avant-bras et aux cuisses. Enfin au sourcil du côté droit et au front.

État actuel. — Pouls 138. La face est pâle avec une expression de souffrance; de petites nodosités au front. La mimique est encore bonne. Les sourcils et les yeux sont intacts. Sueurs intenses au milieu de la maladie. Les extrémités inférieures sont anesthésiées jusqu'au milieu des cuisses et les extrémités supérieures jusqu'au dessus des coudes. En dehors du front il y a des nodosités disséminées sur les avant-bras et les extrémités inférieures. Les cheveux et la barbe sont conservés. Les nerfs cubitaux sont de la grosseur d'un doigt et bosselés. Il a des névralgies atroces dans le gros orteil. Réflexes faibles, diminués. Les muscles des jambes et de la cuisse sont fortement atrophiés. Il ne peut pas marcher tout seul, les muscles de la région thénar et hypothénar sont complètement atrophiés. Revu en 1895. Il n'a plus de fièvre et se porte bien mieux depuis l'hiver et surtout depuis le printemps. Pas de nouveaux lépromes. Il se sent les jambes faibles et fatiguées, mais peut cependant marcher maintenant. Les anesthésies lui paraissent moins prononcées. Sa voix au contraire s'est voilée un peu.

Obs. 84. — *Lèpre tubéreuse.* — Ingebjörg J..., 37 ans, veuve; domicile, Hamarkot, Akureyrarhrepp, Ejafjardarsysli, née à Engidal, Siglufjardarhrepp, a quitté le dernier hrepp il y a sept ans. Elle a toujours eu une bonne santé et se trouve encore bien portante. Sa grand-mère paternelle était devenue lépreuse à un âge avancé, elle n'avait que quelques lépromes sur les mains et quelques taches violacées au front; elle était cependant devenue aveugle; elle est morte il y a neuf ans; notre malade n'a jamais habité avec elle. Sa mère est morte de la poitrine il y a vingt-sept ans, son père vit et est bien portant. Son mari est mort il y a cinq ans de l'influenza. Le frère de son mari, John G..., âgé de 30 ans, habitant l'île de Grimsey, est lépreux depuis peu de temps. On dit qu'il n'a pas de nodosités mais qu'il a seulement la face violacée. La malade a eu deux enfants âgés de 13 et de 3 ans. ils sont bien portants.

Il y a deux ans, ses mains s'engourdirent et son front devint violet. Cet hiver elle eut des vertiges, et des nodosités apparurent au front; au printemps, quelques nodosités apparurent aux bras. Pas de taches.

État actuel. — Pouls 70. Le front offre la coloration d'un rouge violacé. Le nez est obstrué de croûtes. Les sourcils sont très clairsemés dans la moitié externe. La vue a diminué au printemps, surtout à l'œil gauche. Dans la sclérotique gauche, un peu en dehors de la cornée, une nodosité de la grosseur d'un pois fortement vascularisée et de couleur jaunâtre. Légère conjonctivite double. Des petites taches couleur café (brun foncé) dans la région scapulaire. Des nodosités au front de la grandeur d'un pois allant jusqu'à celle d'une noix, de même quelques petites nodosités sur les bras et sur les avant-bras du côté de l'extension. Enfin des nodosités superficielles sur les jambes. Elle a beaucoup perdu ses cheveux. Les deux nerfs cubitaux sont un peu épaissis. Les réflexes sont bons. Les ganglions inguinaux et axillaires sont de la grosseur d'une noix. Les muscles interosseux sont un peu flasques. Les mains n'offrent, à part cela, rien d'anormal.

Obs. 85. — *Lèpre tubéreuse.* — Sigurdur J..., 31 ans, célibataire, placée aux frais de la commune; domicile, Dunhaga, Skridhrepp, Ejafjardarsysli, née à Holkote. Elle a été dans différents endroits dans le même district

Jusqu'à l'âge de 13 ans, elle habita Holkote, puis elle alla à Adarneshrepp. Pendant les trois dernières années, elle habita Skridhrepp. Elle a beaucoup souffert de scrofule dans son enfance, et a toujours été un peu faible. Réglée à 14 ans, mais toujours irrégulièrement. Depuis l'âge de 22 ans, les règles sont complètement supprimées. Pas de lèpre dans la famille. La mère vit et est bien portante. Le père est mort de la poitrine. Onze frères et sœurs dont cinq morts parmi lesquels deux sont morts en bas âge.

Il y a huit ans, la maladie a commencé par une tache blanche sur la cuisse droite et de l'engourdissement des jambes. Il y a cinq ans, des nodosités apparurent aux mains, puis à la face, puis aux pieds. L'année suivante, ces nodosités commencèrent à s'ulcérer. Le nez s'est affaissé, surtout pendant la dernière année. Elle a eu autrefois des taches anesthésiques aux bras et aux jambes, et s'est brûlé plusieurs fois les mains sans le remarquer. Elle trouve que son anesthésie a diminué.

État actuel. — Pouls 90. Masque immobile. La peau est épaissie partout couverte de nodosités offrant la couleur d'un brun violet. On trouve en outre quelques nodosités nouvelles et des grandes ulcérations sur les joues et les oreilles. Le bout du nez est ulcéré et presque disparu. Le nez a la forme d'une selle. Il est en outre bouché d'ulcérations couvertes de croûtes. Des lépromes ulcérés sur la langue, la voûte palatine et le voile du palais. Les sourcils et les cils manquent. Sur les paupières, de nouvelles nodosités. La vue est mauvaise à l'œil gauche. La moitié de la cornée non transparente, est d'un blanc laiteux. Sur la cornée droite, de petites taches, mais pas de lépromes. Aphonie presque complète depuis dix-huit mois. Elle tousse beaucoup depuis les dernières années, et a des crachats purulents. Pas d'hémoptysie. Des fortes sueurs pendant la dernière année. De l'analgésie des mains et du côté cubital des bras. Sur les seins et les régions scapulaires, des taches de la grandeur d'un haricot de forme ovale et de couleur brune sombre. On peut suivre la transformation de ces taches en nodosités; d'autres taches brunes montrent dans leur milieu une cicatrice violette. On trouve des nodosités un peu partout sur le corps, mais surtout de grandes quantités aux bras et aux mains, où elle a des ulcérations qui saignent facilement. Les ongles sont atteints de thrichophytie. Les nerfs cubitaux sont légèrement épaissis. Elle a de faibles névralgies du gros orteil. Les réflexes rotuliens sont bons. Sur les jambes et les cuisses, de grandes ulcérations à bords nets comme sur les bras. Les plantes des pieds sont violettes, la peau s'y écaille (il y a de l'œdème chronique). Aux mains, la musculature des régions thénar, hypothénar et interosseuse est légèrement atrophiée. D'après les renseignements du docteur Jonsson, en 1895, la malade, qui est célibataire, a eu, l'hiver dernier, un enfant qui vit encore et est bien portant.

Obs. 86. — *Lèpre tubéreuse.* — Khristiane K..., 31 ans; domicile, Hesjuvellir, Glœssibæjerhrepp, Ejafjardarsyli, né à Brekka Kaupangssveit. —

Étant enfant a été pendant un an dans le Tingösyssel, le reste du temps a toujours été à différents endroits dans son district. N'est pas mariée, habite chez son frère. Elle a été bien portante jusqu'à l'âge de 6 ans (rachitique) ; à 20 ans, elle a eu des attaques d'épilepsie. Elle semble avoir contagionné le n° 99. Chez les ascendants, point de lépreux. Le père est mort très vieux. La mère vit et est bien portante. Elle a eu deux frères dont un est mort, non de la lèpre. Celui qui vit est atteint de lèpre depuis un an (voyez le n° 88), semble encore avoir été contagionné par elle. Il y a deux ans, elle dit avoir passé quelques heures dans une ferme et avoir parlé avec une femme lépreuse se trouvant à la période d'ulcération. Mariée avec le malade de l'observation 114.

Les premiers symptômes datent de deux ans ; malaises généraux, maux de tête, frissons, nez obstrué, douleurs des jambes. Les pieds ont enflé. Plus tard, des nodosités sont apparues aux poignets ; il y a un an, elles ont paru à la face et plus tard sur les pieds. N'a jamais eu de taches anesthésiques.

État actuel. — Pouls 84, régulier. La face est d'un rouge violet offrant de nombreux petits lépromes, aux sourcils, aux paupières et aux joues. La langue est naturelle. Il y a des lépromes ulcérés sur la voûte palatine et sur le voile du palais. Les sourcils sont clairsemés offrant des nodosités. La vue est bonne. Sur les deux sclérotiques du côté interne comme du côté externe, de petites nodosités jaunes de la grandeur d'une lentille. La voix est légèrement rauque depuis le printemps. On ne trouve pas d'anesthésie. Des petites taches brunes et violettes sur les seins et dans la région scapulaire, offrant une disposition tout à fait symétrique. Des quantités de petites nodosités sont disséminées sur les bras et les jambes. Parmi ces dernières, de plus étendues ayant la grandeur d'une pièce de 2 francs, plates et dépassant la peau d'un centimètre. Leur couleur est violette et partout ; même sur ces grandes nodosités, la sensibilité est bien conservée. Sur les pieds et les mains, il y a très peu de nodosités. La malade perd beaucoup ses cheveux. Les réflexes sont intacts. Il n'y a pas d'épaississement des nerfs. Les ganglions axillaires et inguinaux sont un peu augmentés de volume. Revue en 1895 ; les nodosités ont augmenté à la face et aux poignets. Elle trouve son état sans changement.

Obs. 87. — *Lèpre tubéreuse.* — Gudrun Sofie M..., 34 ans ; domicile, Argærdi, Svarfadardal, Ejafjardarsysli, née à Grond, Arnarneshrepp. — N'a quitté son district que quelquefois dans son enfance. A été atteinte de chlorose étant jeune fille. Oncle mort de lèpre il y a très longtemps. Sa mère vit et est bien portante. Son père est mort d'un abcès au cou. Elle a eu onze frères et sœurs, dont quatre vivants. Six sont morts jeunes, un frère, Magnus M..., est mort il y a deux ans à l'âge de 20 ans de lèpre tubéreuse arrivée à la période d'ulcération. Il avait été malade pendant six ans, habitait dans la vallée Svarfadardal, dans différentes fermes. Il passa ses deux dernières années chez notre malade où il mourut. Elle est mariée. Son mari n'a pas été examiné, mais on le dit bien portant. Elle a eu des jumeaux dont un seul est vivant.

La maladie commença il y a trois ans par des malaises, des maux de tête, frissons, embarras du nez et douleurs des jambes ; en même temps, ou peu après, des nodosités apparurent aux mains, aux bras et aux pieds ; plus tard à la figure. Son état a été stationnaire pendant les deux premières années. Une fois seulement, elle fut prise de malaises. Il y a un an, les nodosités commencèrent à s'ulcérer.

État actuel. — Pouls 90. La face présente partout de grandes et petites nodosités (sur les sourcils et aux paupières). Lépromes et croûtes dans le nez. La langue est couverte de lépromes. La voûte palatine est couverte de lépromes ulcérés. La chevelure est bien conservée et superbe. Les sourcils manquent. La voix est rauque depuis deux ans. Elle transpire un peu. Point d'anesthésies. Des taches d'un brun violacé sur les seins et sur le dos. Des quantités de nodosités ulcérées ou non, partout, sur le corps et sur les extrémités. En outre sur les jambes des ulcérations grandes comme une main d'homme. Le nerf cubital est un peu épaissi du côté droit. Les ganglions axillaires et inguinaux sont légèrement augmentés. La malade a été revue en 1895. Son état a empiré, les nodosités sont en grande partie ulcérées. État débile. Les accidents du côté du larynx se sont aggravés ; elle est presque aphone et ne peut pas avaler. Sur la sclérotique droite, on voit un infiltrat d'un rouge jaunâtre qui a dépassé le bord de la cornée. La vue est fortement affaiblie.

Obs. 88. — *Lèpre (tubéreuse) mixte.* — Johannes K... 30 ans, paysan ; domicile, Hesjuvöllum, Glœsibœrhrepp, né à Ejafjordr. N'a jamais quitté son district. Il a habité la même ferme que sa sœur qui est devenue lépreuse avant lui. Ses parents n'étaient pas lépreux. Il a une sœur, Kristiane K... qui est lépreuse depuis deux ans (voyez obs. 86). Le malade n'est pas marié.

Il y a un peu plus d'un an, il commença à avoir successivement des malaises généraux, des frissons, le nez sec et obstrué, et des douleurs dans les jambes et les mains. Ensuite il eut des éruptions de nodosités sur les coudes, puis à la face et sur les pieds. Elles ont augmenté en grandeur et en nombre.

État actuel. — Quelques nodosités éparpillées au front et à la face. Le nez est naturel. Les sourcils sont bien conservés. Il y a des nodosités dans les paupières. Conjonctivite double ; des taches jaunes à la conjonctive réfléchie. La vue est assez bonne. La voix est claire. Dans la région deltoïdienne gauche, une tache anesthésique de la grandeur d'une pièce de 2 francs, n'offrant pas de pigmentation. Dans une cicatrice de la même grandeur située sur la jambe droite et consécutive à des lépromes ulcérés,

également de l'anesthésie, de nombreuses petites taches de couleur café
au lait disséminées parmi les nodosités. Enfin des nodosités à la face, aux
poignets et autour de la cheville. Il n'y a pas de varices. Les ongles, les
cheveux et la barbe sont bien conservés. Les deux nerfs cubitaux sont
épaissis. Les ganglions inguinaux et axillaires sont augmentés de volume.
Pas de déformation en griffes et pas d'atrophie musculaire. Revue
en 1895, son état a empiré ; de petits tubercules ont paru de temps en
temps à la face et sur d'autres points du corps. Il y a plusieurs taches
anesthésiques sur les mains.

Obs. 89. — *Lèpre anesthésique.* — Sigudr S..., 55 ans, célibataire ; domicile, Akurbakka Gnytubakkihrepp Tingö, né à Bardartjörn, même endroit.
Toujours à Tingö. — A toujours été bien portant avant. Ne sait rien de sa
contagion : mais Akurbakka appartient à Grenivik où il y a eu beaucoup
de lépreux. Au mois de janvier 1894 entre autres, il y est mort un lépreux,
Baldvin T..., ayant eu des ulcérations horribles. Pas de lèpre dans
la famille.

Il y a quatorze ans, il a eu des maux de tête accompagnés de taches
rouges et œdémateuses au dos du pied gauche et sur la main droite.
Plus tard elles ont paru aux autres extrémités. Ces taches sont devenues
anesthésiques et l'anesthésie a monté au-dessus des poignets et au-dessus
de l'articulation des pieds. Il n'a jamais eu d'éruptions de nodosités.

État actuel. — La face est hâlée. Les plis naturels sont pâles et con-
trastent avec le fond de la peau qui est brun. Les sourcils sont intacts.
La vue est bonne, mais pourtant un peu plus faible qu'autrefois. Les
anesthésies montent jusqu'au milieu des avant-bras et des jambes.
Épaississement moyen des nerfs cubitaux. Il a des névralgies dans les
petits orteils. Les phalangines du médius et de l'annulaire de la main
droite sont déformées et ankylosées. Tous les cinq doigts sont légèrement
contracturés. Les doigts de la main gauche sont normaux. La musculature
des mains et des pieds est atrophiée (atrophie plus prononcée des pieds).
Revu en 1895, son état s'est empiré, les phalangines de l'annulaire et du
médius sont tombées. Il existe un mal perforant du médius. La main droite
commence aussi à être atteinte, les doigts s'y déforment et il y a des plaies
sur les faces palmaires des doigts. On sent maintenant une nodosité à
l'endroit où le nerf radial superficiel droit contourne le poignet ; cette nodosité semble se trouver sur le nerf. Dans la région du nerf facial gauche,
on constate des contractions fibrillaires. Enfin, les deux sclérotiques sont
anesthésiques. Sur la cornée, la sensibilité est émoussée.

Obs. 90. — *Lèpre (tubéreuse) mixte. Stade terminale.* — Sœun J..., 38 ans,
placée pour 70 kroner ; domicile, Midvik Grytubakkihrepp Thingö Syssel,
née à Grinivik, même endroit. — A été une année à Eyafjördr, sans
cela toujours à Thingö. Son demi-frère, Baldvin T... est mort il y a

six mois de lèpre tubéreuse, après avoir été malade pendant six ans. Ils ont vécu ensemble pendant un hiver ; mais notre malade était déjà atteinte à ce moment-là. Une demi-sœur (obs. 92) est atteinte de lèpre anesthésique pure.

Il y a dix ans, la maladie a commencé avec maux de tête, frissons, vertiges. En même temps il y eut des nodosités aux paupières, aux poignets et aux pieds qui, plus tard, s'ulcérèrent. Sept ans après, des anesthésies apparurent aux extrémités.

État actuel. — Le front est pâle, avec beaucoup de cicatrices; la partie inférieure de la face est érythémateuse sans infiltration ; il y a de grandes cicatrices à la suite de lépromes ulcérés. Sur la langue de grands lépromes hypertrophiés. Rien sur la voûte palatine. La vue de l'œil gauche est complètement éteinte. L'œil droit ne distingue que le jour. Anesthésie des tempes en avant des oreilles. Des taches anesthésiques quelques centimètres au-dessous des poignets. Il y a des anesthésies à la plante des pieds, aux gros orteils et sur les rotules. Des nodosités disséminées sur le corps, mais surtout sur les extrémités, la plupart sont en régression. Le nerf cubital droit est considérablement épaissi, on trouve des grandes nodosités sur le rameau cutané du même nerf. La musculature des pieds est atrophiée, ainsi que celle des mains. Revue en 1895, son état s'est fortement aggravé. La voix est rauque. La bouche et la gorge sont maintenant couvert de lépromes, leur nombre a également augmenté sur le corps. Elle est complètement aveugle des deux yeux.

Obs. 91. — *Lèpre tubéreuse (ulcérée).* — Gudrun J..., 26 ans, placée aux frais de la commune ; domicile, Sveintjarnargérdi-paa Svalbardstranderhrepp, née à Sigluvik même Hrepp. N'a jamais quitté Tingœ. — Elle a été bien portante jusqu'au commencement de la maladie, il y a six ans. On dit d'un oncle qu'il a été atteint de lèpre, mais la malade ne l'a jamais connu. En dehors de lui, il n'y a pas de lèpre dans la famille. Aucun renseignement sur une contagion possible.

La maladie a commencé il y a six ans à la bouche. Les gencives devinrent noires, enflèrent; elles étaient sensibles et saignaient. Puis des nodosités apparurent à la face, aux mains, aux bras et aux jambes. Il y a trois ans, les nodosités commencèrent à s'ulcérer.

État actuel. — La face est couverte de nodosités ulcérées et croûteuses. Il n'y a presque pas trace de peau saine. La voix est rauque et sans timbre. Les sourcils sont tombés. Les extrémités supérieures sont parsemées d'ulcérations couvertes de croûtes de Rupia. Ces croûtes, comme celles de la face, sont d'une couleur gris cendré. Sur les doigts, il y a des ulcérations suintantes. Les extrémités inférieures sont dans un état moins mauvais, quoique assez semblable. Il n'y a pas d'anesthésie. Des lépromes ulcérés sur la langue et sur les amygdales. La musculature des extrémités est dans un état d'amaigrissement et d'atrophie assez prononcé. (La malade est morte en 1895.)

Oʙs. 92. — *Lèpre anesthésique pure.* — Fridbjörg J..., 53 ans, placée aux frais de la commune pour la somme de 100 fr. ; domicile, Midvik Grytubakkihrepp Tingö-Syssel, née à Fivillgerdi Œfjorden. N'a jamais quitté son district. — Elle est demi-sœur du n° 90, qui est atteint de lèpre tubéreuse mixte et qui serait devenu malade après elle. A la même ferme il y avait une veuve (Gudrun G...) qui est morte de lèpre tubéreuse. Début de la maladie il y a dix ans.

État actuel. — Elle se plaint actuellement de douleurs le long de la colonne vertébrale. Des anesthésies existent le long des bras et sur les extrémités inférieures jusqu'aux hanches. Brûlures fraîches sur les mains. Déformation en griffes typiques des deux côtés. Pas d'amputations. La musculature des régions thénar et hypothénar est sans changement.

Oʙs. 93. — *Lèpre tubéreuse.* — Rosa S..., 34 ans, mariée au paysan Valdemar J...; domicile, Sydrimarstadir-Vallnahrepp Svarferdardal, née à Sydriholti même vallée. N'a jamais habité ailleurs. — Pas de lépreux dans la famille. Le père s'est noyé. La mère vit et est bien portante. Elle a eu huit frères et sœurs, quatre vivent y compris la malade, les trois autres sont bien portants. Son mari est bien portant, personne dans sa famille n'est lépreux. Elle a eu cinq enfants âgés de 11 ans à 1 an et demi, tous sont bien portants même le dernier qui a eu le sein maternel pendant cinq mois. Elle a souvent vu des lépreux mais n'a jamais séjourné avec eux.

Il y a deux ans elle eut des nodosités à la face et aux deux mains, la maladie a commencé sans prodromes avec un état général absolument satisfaisant.

État actuel. — Elle se sent toujours très bien et peut travailler. Se plaint seulement de sueurs abondantes. Pas de taches anesthésiques. Le front et les joues sont de couleur violette; on y trouve également plusieurs petites nodosités. Les sourcils sont tombés dans la moitié externe. Au sourcil droit une nodosité isolée. Du côté de l'extension des bras plusieurs taches luisantes de couleur brun foncé. On y trouve aussi beaucoup de petites nodosités et d'autres plus grandes, superficielles ou profondes. Enfin il y a quelques taches d'un brun clair, irrégulières, ayant la grandeur d'une paume de main d'enfant. La sensibilité est partout bonne.

Oʙs. 94. — *Lèpre tubéreuse.* — Salomon V..., 50 ans, journalier et pêcheur, né à Svarfadardal; domicile, Stœrrdrskogr, en 1895, à Kalfskinn. Il a passé quatorze ans à l'île de Hrisey (de l'âge de 24 à 38 ans). — Personne de lépreux dans sa famille. Sa mère vit et est bien portante. Son père est mort de maladie de poitrine. Ils ont été sept frères et sœurs; deux sont morts à un âge avancé, pas de lèpre chez eux. Cinq sont vivants dont notre sujet. Il a deux enfants âgés de 19 et 20 ans bien portants, qui vivent chez lui. Sa femme est bien portante. Le malade a bien vu des lépreux mais n'a jamais vécu avec eux.

La maladie a commencé l'hiver dernier. Il a souvent eu le scorbut mais ce mal disparaissait chaque fois. L'hiver dernier il l'eut plus fort que jamais. Les gencives étaient très sensibles et gonflées les articulations étaient augmentées de volume et très sensible. À la suite il eut des nodosités à la face. Comme prodrome, il n'eut que la sécheresse du nez et de temps en temps des épistaxis. Plus tard des nodosités aux jambes. Pas de taches sur le corps et pas d'anesthésie.

État actuel. — La face est caractéristique, offrant une coloration violette du front, du nez et des joues. La peau est un peu épaissie et œdémateuse. Il y a de nombreuses nodosités surtout au front. Les sourcils sont éclaircis et manquent complètement dans la partie externe. La vue a diminué un peu ces temps derniers. Conjonctivite double ; des petites infiltrations jaunâtres sur les sclérotiques. Langue naturelle. Sur le voile du palais des lépromes ulcérés. La voix est rauque, enrouée. Rien d'anormal du côté du thorax. Les cheveux, la barbe sont bien conservés. Partout, des nombreuses petites nodosités sur les avant-bras, et, sur la région deltoïdienne, des taches de café. Les nerfs cubitaux sont épaissis. Quelques nodosités sur les jambes et les pieds, qui sont un peu enflés ; rien du côté de la plante. Les réflexes sont bons. Pas d'anesthésie.

Obs. 95. — *Lèpre (tubéreuse) mixte.* — Sigurd K..., 46 ans marié avec le nº 108, paysan; domicile, Mikligard Saurbœrhepp Ejafjördr, né à Liteieyralandi Ejafjördr; n'a jamais quitté son district. — Se plaint d'avoir, depuis l'enfance, toujours eu les voies respiratoires chargées de mucosités sans quoi, bien portant jusqu'à l'apparition de la maladie il y a cinq ans. Il ne pense pas avoir vécu avec des lépreux. Pas de lèpre dans la famille, Il a 2 enfants. Un est bien portant, l'autre est mort. Sa femme a eu des névralgies pendant cinq ans, à différents endroits du corps, et a des taches anesthésiques sur l'une des cuisses.

La maladie commença, il y a cinq ans, par une affection pulmonaire. En se levant après cette maladie, il eut des phlyctènes sur les mains et des taches anesthésiques sur les pieds. Plus tard des nodosités apparaissaient à la face et aux mains ; les anesthésies augmentaient vers les hanches.

État actuel. — La face est couverte de grandes nodosités hypertrophiées, quelques-unes sont couvertes de croûtes. Il a des épistaxis. Le pharynx est couvert de lépromes ulcérés depuis deux à trois ans. Les sourcils ont disparus. La vue a diminué. Beaucoup de mucosités dans les yeux qui sont le siège de fortes douleurs. Un léprôme dans le bord de la cornée droite. Des taches dans la partie supérieure de la cornée gauche. La voix est éteinte et rauque. Il tousse beaucoup mais ne crache pas. Le thorax est très émacié, mais ne présente rien d'anormal à l'auscultation. Il transpire beaucoup jour et nuit. Les anesthésies des extrémités inférieures sont très étendues et montent presque vers les hanches. Analgésie sur les bras presque jusqu'au coude. Taches de Danielsen sur les épaules. Les nodosités se trouvent surtout aux endroits exposés aux contusions et au frottement comme les épaules, les coudes, les mains, les genoux et les pieds. Les ongles sont bien conservés sur les mains, exfoliés sur les pieds (eczéma chronique). Les cheveux et la barbe sont bien conservés. Les deux nerfs cubitaux sont épaissis. Il a souvent eu de violentes névralgies durant toute la maladie. Eczéma chronique jusqu'au milieu du mollet. Les mains sont couvertes de nodosités ; elles n'offrent pas de déformation en griffe. La musculature dans la région thenar et hypothenar commence à s'atrophier. Le malade a été revu en 1895, les lépromes se sont aplatis en grande partie. |Les accidents pul-monaires ont au contraire augmenté, l'eczéma chronique est presque guéri.

OBS. 96. — *Lèpre anesthésique (mutilante)*. — Hallgrimur M..., 58 ans, journalier ; domicile, Hamri Glejsibarhrepp Ejafjördr, né à Mödruvellir Ejafjördr, n'a pas quitté son district. — Le père était lépreux et est mort deux ans après la naissance du fils. Il a eu 3 frères et sœurs dont 2 sont morts, aucun lépreux. Sa femme (Steinum Helga J...) est morte il y a quatorze ans ; elle avait été atteinte pendant huit à neuf ans de lèpre tubé-reuse sur treize ans de mariage. Deux années après la mort de sa femme la maladie éclata chez notre malade. Il a eu 5 enfants ; 2 vivent et sont bien portants, 3 sont morts, dont deux en bas âge et le troisième, une fille, à l'âge de 29 ans, de phtisie.

La maladie commença avec de fortes douleurs dans les mains et les doigts d'abord du côté droit. Plus tard les douleurs apparurent une fois durant dix semaines dans les pieds. Ces douleurs se sont répétées de temps en temps. Il y eut ensuite une perte complète de la sensibilité des mains et des pieds. Il y a dix ans, il perdait le pouce de la main droite. Plus tard il perdait complètement le médius et l'annulaire de la même main, les phalangines et les phalangettes de l'index et de l'auriculaire.

État actuel. — Sur la main gauche il manque complètement l'annulaire, la phalangine et la phalangette de l'auriculaire, et la partie antérieure de la phalangine des autres doigts. Il ne reste que la trace des ongles. En ce qui concerne les extrémités inférieures, les pieds sont déformés ainsi que les orteils. Il y a des maux perforants sur la plante des deux pieds. Les pieds sont anesthésiés ; l'anesthésie s'étend au-dessus de l'articulation tibio-tarsienne ; sur les mains il n'y a que de l'analgésie. La musculature des mains est dans un état d'atrophie très avancée. La voix est claire. Les nerfs cubitaux sont épaissis. Revu en 1895 ; les maux perforants sont complètement guéris par l'usage de l'eau de chaux. Il se sent bien mieux.

OBS. 97. — *Lèpre maculeuse (anesthésique)*. — Bergros J..., 53 ans, divorcée ; domicile, Oddeyri Ejafjordr, née à Saurbœr Hörgardalr Ejafjord, n'a jamais quitté son district. — A toujours été bien portante jusqu'à l'apparition de la maladie actuelle il y a quatre ans. Elle était à cette époque à Krossastadir-Telamark-Ejafjördr. Ne ne se souvient pas avoir été sous le même toit que des lépreux. Pas de lèpre dans la famille. Son mari était bien portant. Elle a eu 6 enfants dont 4 sont vivants et bien portants.

La maladie commença avec des taches rouges et des douleurs sur tout le corps, accompagnées de faiblesse et d'œdème. Elle eut aussi de violents maux de dents.

État actuel. — La face est rouge violette, de même les mains. Sur tout le corps et sur les extrémités, de grands anneaux ondulés, dont quelquesuns, les plus anciens, sont de couleur café. Les nouveaux sont d'un violet pâle. Sur les jambes il y a des taches nouvelles qui sont d'un violet sombre. La sensibilité est abaissée sur le dos des mains; les pieds sont engourdis. Enfin elle a des douleurs martelantes pendant la nuit aux bras et aux jambes. Les nerfs cubitaux sont très épaissis. Les sourcils ne sont pas altérés.

Obs. 98. — *Lèpre (tubéreuse) mixte. Commencée comme une forme anesthésique.* — Niels V..., 35 ans, journalier l'été, pêcheur l'hiver; domicile, Havnefjord-Gullbringe, né à Havnefjord. — A vécu à Havnefjord jusqu'à l'âge de 20 ans, puis a passé huit ans à Vatnsleysastrand, et est revenu à Havnefjord. Maintenant il travaille à Dyrefjord. En 1889, il a servi à Vatnsleysastrand pendant six semaines en compagnie d'un malade atteint de lèpre tubéreuse. Il couchait dans la même chambre et mangeait à la même table que ce malade. Ses parents sont morts. Le père est mort noyé. La mère est morte très âgée, pas de lèpre. Ils étaient dix frères et sœurs. Quatre sont vivants, aucun des morts n'était lépreux. Sa femme n'est pas lépreuse. Il a eu quatre enfants dont deux sont vivants et bien portants.

La maladie a commencé il y a trois ans. Comme prodromes il a eu des malaises et des douleurs des os, plus tard il a eu des frissons. La première chose visible était une tache rouge sur le mollet droit; la sensibilité y était abaissée. A sa place on voit encore aujourd'hui une forte pigmentation. Il se sentait fatigué, lourd, et éprouvait des douleurs aux pieds. De petites taches semblables à la première ont paru cet hiver tout autour et sur le genou droit. Les premières nodosités ont paru cet hiver seulement au front; elles étaient de la grosseur d'un pois.

État actuel. — Pouls 112, régulier. Au front, quelques petites nodosités. La mimique est bonne. Les sourcils sont clairsemés dans le tiers externe. La vue a baissé ces temps derniers. La sclérotique des deux yeux dans la partie exposée à la lumière, a la coloration jaunâtre particulière. Le malade trouve qu'il entend moins bien. Il y a de l'analgésie et de l'anesthésie, au bras et à l'avant-bras droits du côté de l'extension, au bras gauche, surtout autour du coude, et en outre à la surface pigmentée du mollet droit, dont il a déjà été question à propos du début de la maladie. Sur presque tout le tronc, des taches très étendues et d'un brun très clair. Des nodosités aux deux bras du côté de l'extension, et disséminées sur les jambes; une seule atteint la grandeur d'une noix. Les nerfs cubitaux sont épaissis des deux côtés, à droite le rameau cutané l'est aussi. Le malade a eu de fortes névralgies dans les gros orteils. Les réflexes rotuliens sont bien conservés. Les ganglions cruraux et inguinaux sont fortement augmentés.

Les mains et les pieds sont normaux. Revu en 1895, son état s'est fortement aggravé, il est forcé de garder le lit. Des nodosités ont paru en masse. Il a des sueurs abondantes. De fortes atrophies musculaires des mains et des jambes sont suvenues. Les douleurs du gros orteil ne le quittent presque pas.

Obs. 99. — *Lèpre maculeuse.* — Torgrimur Gunnar H..., 14 ans, fils de paysan, berger de moutons, domicile : Brunna-Ejafjördr, appartenant à Akureyri. — A l'âge de 10 ans l'enfant coucha pendant six mois environ auprès d'une femme qu'on ne savait pas malade. Deux ans après la lèpre apparut chez elle (c'est Kristiana K..., obs. 86).

Il y a deux ans, il eut des taches bleu noirâtre sur les jambes avec diminution de la sensibilité. Il a eu une espèce d'engourdissement des jambes, mais, pas de véritable douleur. Un cousin-germain du côté de son père était lépreux; à part lui, pas de lèpre dans la famille.

Etat actuel. — Il y a un épaississement faible du nerf cubital du côté droit; les ganglions inguinaux des deux côtés sont un peu augmentés. Sur les deux avant-bras on trouve deux ou trois grands cercles ondulés de couleur violette, le centre étant formé de peau saine. Pas d'anesthésie. Sur les extrémités inférieures, des taches disséminées de couleur café et des restants de cercles semblables à ceux des avant-bras. Revu en 1895; il se plaint de courbature et de fatigue, mais peut faire son métier de pâtre. Les taches ont disparu depuis qu'il prend des bains et apprend à nager. Seulement il semble au malade que la peau se soit engourdie à l'endroit des taches ; on ne les voit plus maintenant.

Obs. 100. — *Lèpre tubéreuse.* — Jonas J..., 29 ans, paysan; domicile, Fellsel-Ljosavatnshrepp, Tingeyar, né à Saltvik près de Husavik A seulement passé, en voyageant, dans le district de Ejafjördr. — Il n'a été qu'une ou deux fois sur le côté Est de Ejatjördr où il y a des lépreux. Toujours bien portant avant. Il y a quatre ans, il eut de l'oppression, de la pesanteur de la tête et un peu d'engourdissement de la jambe gauche. Pas de lèpre dans la famille. A quelquefois vu le malade G... à Tvérá, mais n'a pas été en contact avec lui. Il est marié depuis trois ans et n'a pas d'enfants. Sa femme est bien portante.

La maladie a commencé par des nodosités dans la région parotidienne gauche. De là elles se sont étendues de plus en plus à la face et ont paru peu à peu aux poignets.

État actuel. — Au front, des nodosités disséminées, à peine de la grosseur d'un pois. Les sourcils sont tombés dans le tiers externe. Les conjonctives dans la partie exposée à la lumière sont d'un rouge jaunâtre. Blépharo-conjonctivite double. Rien du côté du thorax et du larynx. Pas d'anesthésie. Les deux nerfs cubitaux sont épaissis; celui du côté gauche offre en outre des nodosités. Il y a de grandes taches couleur de café et de plus petites, luisantes, sur les extrémités supérieures et sur le tronc. Les ganglions inguinaux et axillaires sont augmentés de volume. Pas d'atrophie musculaire. Revu en 1895. Etat sans changement.

Obs. 101. — *Lèpre tubéreuse.* — Agnes N..., 24 ans, célibataire, domestique; domicile, Berlin paa Budareyri-Scydisfjordr, née à Mel, Akranes. A toujours habité à Akranes; moins les deux dernières années. — Pas de lèpre dans la famille.

Sa maladie commença il y a quatre ans. Depuis l'âge de 14 ans elle avait de l'engourdissement des pieds et des mains. A l'âge de 20 ans elle eut des douleurs aux chevilles et aux pieds. Il y a trois ans les premières nodosités parurent au dos des mains puis à la face.

État actuel. — La coloration de la face est celle d'une mulâtresse; il existe de petites nodosités disséminées à la face, surtout au front. Les sourcils sont presque disparus. Quelques ulcérations sur les amyg. dales, la voix est claire. La vue est assez bonne. Les sclérotiques ont la couleur rouge jaunâtre dans la partie exposée à la lumière. Point d'anesthésie prononcée, mais, dans des régions autour des malléoles externes et sur les avant-bras elle sent moins bien. Il y a des nodosités répandues sur la peau des extrémités et des quantités de traces brunes consécutives à d'anciennes nodosités. Le nerf cubital droit est légèrement épaissi. Pas de griffes et pas d'atrophie musculaire des mains.

Obs. 102. — *Lèpre (tubéreuse) mixte. Commencée sous forme anesthésique.* — Bergur S..., 28 ans, pêcheur, célibataire; domicile, Reikiavik, né à Sydrigrof, Villingrhottshrepp Arnœs. Il a toujours été à Arnœs à Sydrigrof à l'exception de ces trois dernières années qu'il a passées à Reikiavik. — Santé antérieure bonne. Son père est mort de lèpre il y a huit ans (voir l'obs. 25). Sa mère Tora O... est la malade de l'obs. 26. Une sœur Elin S... est lépreuse (voir l'obs. 25).

Il y a six ans des taches anesthésiques se sont montrées aux tibias, aux épaules et sous le menton; elles se sont maintenues depuis. Une année après, des taches couleur de café vinrent en masse aux pieds, aux tibias, aux avant-bras, puis aux bras et aux cuisses. Les premières nodosités se sont montrées au front et au cou il y a un an, maintenant il en est venu aussi aux poignets.

État actuel. — Pouls 90. Le front est recouvert de petites nodosités, sur le reste de la face on trouve disséminées des petites nodosités plates

et de nombreuses traces brunes, consécutives à des éruptions antérieures. Léprones ulcérés sur les piliers. Les sourcils sont tombés à
la place des nodosités et sont le siège de contractions fibrillaires.
La vue de l'œil gauche est mauvaise, il y a de l'iritis accompagnée de
douleurs violentes, ulcération de la cornée et du larmoiement. Les sueurs
sont abondantes la nuit. Des analgésies s'étendent des coudes dans le
territoire du nerf cubital jusqu'aux mains ; la région sous-mentale est
analgésique sur une tache diffuse infiltrée et de couleur rouge-violet.
Une tache au milieu de la face externe des deux jambes est également
analgésique. La région deltoïdienne gauche est complètement anesthésique. La peau, surtout celle des extrémités, des seins et des régions
scapulaires, est couverte de petites taches luisantes couleur de café
et de formes irrégulières. Au coude droit, une ulcération grande comme
une pièce de 5 francs et tout à fait circulaire. En dehors de la face, il y
a des nodosités au dos des mains. Les nerfs cubitaux, surtout le droit, sont
fortement épaissis. Le ganglion épitrochléen droit est augmenté, probablement à la suite de l'ulcération qui siège au coude. En dehors des
nodosités, les mains sont normales. Les pieds sont normaux.

Obs. 103. — *Lèpre (tubéreuse) mixte.* — Olafr G..., 33 ans, célibataire,
garçon de ferme ; domicile : Foss Hrunamannahrepp Arnœs Syssel; né à
Gravarbakki, près Hrüna. — Ne sait rien d'une contagion possible ; depuis
l'âge de 14 ans a souffert de rachialgies et de maux de tête. Pas de lèpre
dans la famille. Les parents vivent et sont bien portants. Six frères et
sœurs; quatre vivent et sont bien portants.

Les maux de tête et les douleurs dont il souffrait depuis l'âge de 14 ans
ont disparu il y a trois ans à l'apparition de la maladie actuelle. Les
premières nodosités parurent aux pieds sans douleurs, de grandes taches
vinrent ensuite aux mollets. Les taches n'étaient pas anesthésiques. A
peu près en même temps, des nodosités parurent aux mains. Il y a deux
ans, des nodosités sont venues au dos du pied gauche.

État actuel. — Le front est d'un bleu rougeâtre et œdémateux. On y
trouve une petite nodosité. La mimique est assez bien conservée. Les
sourcils sont tombés sans que le malade s'en aperçût. Les paupières sont
œdémateuses. Tout le dos du pied gauche, à partir du tiers inférieur de la
jambe jusqu'aux deux bords du pied, le deuxième orteil inclus, est anesthésié.
Les autres orteils ont une sensibilité normale. Aux deux jambes on trouve
disséminées des taches pigmentées, ayant la grandeur d'une main, leur partie
centrale offre une cicatrice consécutive à une ulcération. Des nodosités
sont disséminées aux pieds et aux avant-bras, quelques-unes sont ulcérées.
A la jambe gauche, en outre, deux ulcères. Quelques varicosités autour
des chevilles. Les nerfs ne sont pas épaissis d'une façon sensible. Les
ganglions inguinaux et axillaires sont augmentés de volume, la muscu-

lature des régions thénar, hypothénar et interosseuse est atteinte d'atrophie commençante.

Obs. 104. — *Lèpre anesthésique.* — Gestur G..., 66 ans, paysan ; domicile, Vorsabær i Gaulverjabœrhepp, né à Kelhraun Sked i Arnœs, a toujours séjourné à Arnœs. Santé antérieure bonne. Quinze frères et sœurs. En dehors d'un cousin, pas de lèpre dans la famille.

La maladie a commencé il y a quatre ans avec anesthésie dans la région thénar, puis, des douleurs aux bras ; les muscles diminuaient de volume et les doigts s'incurvaient dans la main.

État actuel. — L'avant-bras est complètement anesthésié jusqu'au coude. (La sensibilité au contact est conservée, la douleur n'est pas sentie.) A l'avant-bras gauche la sensibilité est seulement abaissée. Les conjonctives des deux côtés sont également anesthésiques. Les nerfs ne sont pas épaissis. Tous les doigts de la main droite sont incurvés. Il existe des brûlures aux jointures des doigts. A la main gauche, l'annulaire et l'auriculaire sont seuls incurvés. La musculature des régions thénar, hypothénar et interosseuse est atrophiée.

Obs. 105. — *Lèpre anesthésique.* — Samuel J..., 56 ans, marié avec le n° 119, paysan ; domicile, Vorsabœholt-Gaulveajabœrhepp-Arnœs, né au même endroit. A toujours séjourné à Arnœs. Santé antérieure bonne. Ne sait rien d'une contagion possible. Il avait un oncle lépreux. Pour sa femme, voir l'observation 119. Dix frères et sœurs, six vivent, aucun lépreux.

Il y a vingt ans, des taches parurent sur tout le corps, d'abord sur les bras, puis sur les jambes et sur l'abdomen. Après trois ou quatre ans, il eut des douleurs aux extrémités, les doigts commencèrent à se déformer et les muscles diminuaient de volume. Il garde le lit depuis six ans.

État actuel. — Il y a de l'anesthésie au pied droit. Les pieds sont en varus équin très prononcé avec atrophie. Deux maux perforants sur les bords externes des pieds. L'auriculaire de la main gauche est complètement tombé. Les phalangines manquent sur quelques-uns des doigts.

Obs. 106. — *Lèpre tubéreuse (stade terminal).* — Torgeirr S...,63 ans, placé aux frais de la commune, pour 200 francs par an ; domicile, Myra i Villingahottshrepp-Arnœs, né à Langardal i Arnœs. Il y a deux ans, a passé une année à Reikiavik ; sans cela, a toujours séjourné à Arnœs. Santé antérieure bonne. Il habitait Laugardal quand survint la maladie. Il ne sait rien d'une contagion possible. Pas de lèpre dans la famille.

Il y a dix ans, il eut des frissons et les symptômes habituels au nez (sécheresse et obstruction). Il y a trois ou quatre ans, souffrait beaucoup d'épistaxis. Les nodosités ont paru d'abord aux poignets.

État actuel. — La face est immobile et couverte de cicatrices, elle n'a plus de mimique. Les sourcils manquent. La vue est fortement affaiblie aux deux yeux. La conjonctive est un peu anesthésique des deux côtés. Aux deux cornées, il y a des ulcérations superficielles; sur la droite, une infiltration dans sa partie inférieure. Les cils sont ectropiés à la paupière inférieure de l'œil droit. La voix est assez claire. Pas de véritable anesthésie. Partout de larges cicatrices de couleur brunâtre, consécutives à des nodosités rétrocédées. Les ongles, les cheveux et la barbe sont bien conservés. Les nerfs cubitaux sont fortement épaissis. Les mains sont couvertes de plis et de cicatrices. Pas de griffes. Les muscles thénar, hypothénar et interosseux sont atrophiés.

Obs. 107. — *Lèpre anesthésique (mutilante)*. — Anna B..., 69 ans, célibataire; domicile, Skarshlid-Rangarvalla, née à Klofa-Lande. A toujours vécu à Rangarvalla. Bien portante jusqu'à l'âge de 30 ans. Pas de lèpre dans la famille.

La maladie a commencé il y a trente-sept ans, par des taches aux mains et aux pieds, puis des anesthésies ont paru aux mains, suivies d'atrophie musculaire et d'anesthésie. Il y a douze ans, elle commençait à perdre des articulations des doigts.

État actuel. — La face est celle d'une morte, sans expression, pâle et couverte de cicatrices; la lèvre inférieure est flasque et paralysée, et couvre tout le menton. Les incisives inférieures comme les supérieures ont des directions vicieuses. Les sourcils sont tombés. La paupière inférieure des deux côtés est complètement atrophiée, presque disparue. Elle est complètement aveugle depuis deux ans. La voix est cassée. Aux extrémités supérieures, les anesthésies vont des mains jusqu'aux coudes; aux extrémités inférieures des pieds, jusqu'aux genoux. Elle a quelquefois des névralgies de tous les orteils. Les pieds sont assez bien conservés comme forme; il y a seulement un peu d'atrophie musculaire. Toutes les phalangettes des deux mains sont tombées, à quelques doigts les phalangines manquent. Les muscles thénar, hypothénar et interosseux sont complètement atrophiés. Commencement de paralysie des muscles des avant-bras.

Obs. 108. — *Lèpre anesthésique*. — Sigridur E..., 41 ans, mariée à Sigurd K..., n° 95; domicile, Mikligard-Saurbœrhrepp-Œfjord, née au même Hrepp, n'a jamais quitté Œfjord. A toujours été de santé faible. Pas de lèpre chez les ascendants. Elle a eu deux sœurs qui sont mortes jeunes. Elle est mariée depuis onze ans; son mari est atteint de forte lèpre tubéreuse depuis cinq ans. Pas fait de fausses couches, pas d'avortement.

Des douleurs ont commencé il y a deux ans dans les avant-bras, montant jusqu'aux épaules, laissant les doigts intacts. Faibles douleurs aux extrémités inférieures. Elle sentait que les forces des mains et des bras faiblissaient; peut coudre, mais se fatigue assez vite. N'a jamais eu de nodosités. Il y a deux ans elle remarquait que la sensibilité avait baissé aux avant-bras. En frôlant ces endroits avec la main elle n'en sentait pas le contact. A l'examen, on trouve en effet que la sensibilité a un peu diminué sur les avant-bras. Au dos des avant-bras, le grattage n'est pas bien senti. Sans cela rien d'anormal.

Ons. 109. — *Lèpre anesthésique (stade terminal).* — Ingveldur E..., 73 ans, veuve, placée aux frais de la commune ; domicile, Hlid ; née à Lambafell-Rangárvalla. A toujours vécu à Rangárvalla. — Une sœur de sa grand'mère paternelle était lépreuse, elle vivait à Lambafell, et est morte avant la naissance de notre malade. Les parents n'étaient pas lépreux. Elle a eu cinq enfants dont deux sont vivants. Une fille est morte pendant une rougeole, elle était atteinte de lèpre ; un fils, Torsteinn V... est lépreux.

Il y a douze ans des anesthésies ont paru aux mains et aux pieds, deux années après des ulcérations parurent à la face.

État actuel. — A la face, il y a des ulcérations au front, aux joues et au nez ; celles du nez sont couvertes de croûtes. Le nez est affaissé, les sourcils sont tombés. Elle est aveugle depuis six ans. Anesthésie complète des mains et des pieds ; sur ces derniers de grands maux perforants. Les mains offrent la déformation en griffe typique. Quant aux muscles de la main, ils sont atrophiés au plus haut degré.

Ons. 110. — *Lèpre tubéreuse (commençante).* — Halldor G...,61 ans, journalier ; domicile, Varmalœk dans Borgarfjords Syssel Andakilshrepp ; né à Huki dans Hunavatns Syssel. Il a voyagé dans tout le pays et ignore cependant avoir fréquenté des lépreux. Santé antérieure bonne. Ses parents sont morts, aucun n'était lépreux. Il a eu neuf frères et sœurs, deux vivent, aucun n'était lépreux. Il a trois enfants, qui sont bien portants.

La maladie a commencé au mois de février 1895 par des malaises, frissons, nez sec et bouché, et des épistaxis. Il eut ensuite des faiblesses des jambes, des œdèmes des jambes et des pieds. Des nodosités parurent d'abord sur les coudes, plus tard sur tout le corps.

État actuel. — Pouls 100. Le front est plissé et a présenté des nodosités au début ; il y a des contractions fibrillaires dans toute la face. Le nez est sans croûtes. Le tiers externe des sourcils est tombé. La voix est voilée. Il a toussé un peu cet hiver. La sécrétion de la sueur a diminué. La sensibilité des mains et des pieds est émoussée. On trouve également de nombreuses petites taches couleur de café. Des nodosités de la grandeur d'un grain de mil jusqu'à celle d'un pois sont disséminées sur tout le corps et les extrémités inférieures. Les nerfs cubitaux sont fortement épaissis. Les ganglions inguinaux et axillaires sont considérablement augmentés ; les mains, qui sont amaigries, n'offrent ni atrophie musculaire ni griffes.

Ons. 111. — *Lèpre tubéreuse (commencée comme une forme anesthésique).* — Gudmundur J..., 22 ans, journalier ; domicile, Gumstadir Reikhottsdal Borgarfjordr Syssel, né à Fossakot-Andagil, même Syssel. A toujours habité le même Syssel, à l'exception de deux années qu'il a passées à Myra Syssel, il y a de cela trois ans. — Il pense que la maladie a commencé à l'âge de 12 ans, il était alors à Fossakot. Son aïeul était lépreux; ses parents étaient bien portants. Il a douze frères et sœurs, dont six sont vivants. Il croit qu'un de ses frères, qui habite Grimstadir, est atteint de la même maladie que lui; il s'appelle Sigurdur J... et est âgé de 30 ans (lépre tubéreuse).

La maladie a commencé il y a huit ans par des anesthésies aux pieds, des taches aux extrémités et à la paupière gauche. Des nodosités ont paru pour la première fois à la cuisse gauche, ensuite à la face, aux bras et aux pieds. Ces nodosités s'ulcèrent, suintent, saignent et diminuent. De nouvelles apparaissent.

État actuel. — Le front est surtout couvert de nodosités dans sa moitié gauche. Les sourcils sont tombés en partie à gauche. La vue a baissé dans ces derniers temps. Il transpire la nuit. Les deux jambes sont anesthésiées; à droite, l'anesthésie s'étend jusqu'à la partie supérieure du pied. Aux mains, la sensibilité est un peu diminuée. Il n'y a pas de taches. On trouve des nodosités aux extrémités, dont beaucoup d'ulcérées, il y existe également beaucoup de cicatrices. Aux deux jambes, il y a des ulcères; celui de la jambe gauche a paru à la suite de frottements des nodosités en montant à cheval. Les nerfs cubitaux sont augmentés de volume. Les ganglions axillaires et inguinaux sont gros. Il n'y a pas de griffes, mais un commencement d'atrophie des muscles thénar, hypothénar et interosseux.

Obs. 112. — *Lèpre anesthésique.* — Anna B..., 63 ans, mariée avec un journalier; domicile, H'als Svarfadardalshrepp, Ejafjórdr', née à Skagastrand, Hunavatn. A séjourné dans les Syssels de Skagefjord, de Ejafjörd et d'Hunavatn. — Elle ne sait rien d'une contagion possible. Pas de lèpre dans la famille. Les parents sont morts. Elle a douze frères et sœurs, dont quatre seulement sont arrivés à l'âge adulte. Elle a eu huit enfants dont cinq sont encore vivants et bien portants.

Il y a deux à trois ans, une tache rouge apparut au poignet gauche. Le poignet et toute la main enflèrent. Il y a un an, elle souffrait beaucoup du froid pendant l'hiver; elle voulut se chauffer les doigts au-dessus du feu, et les brûla sans le savoir. Les plaies suppuraient, et à la suite de cette suppuration, l'enflure de la main et la tache rouge disparurent. Plus tard, les muscles s'atrophiaient. Déjà, pendant la première année, elle s'était aperçue que les doigts de la main gauche se rétractaient.

État actuel. — La face est maigre et sénile. La mimique est faible. Le tiers externe des sourcils est clairsemé. Mouvements fibrillaires des paupières. Sueurs nocturnes. La main gauche est tantôt froide, tantôt très chaude; très chaude quand elle a ses douleurs violentes aux changements de temps. Ces douleurs sont piquantes et térébrantes, s'irradiant d'au-dessus de l'épitrochlée aux doigts, en suivant seulement la voie du nerf cubital. Elle n'est, du reste, jamais sans avoir de douleurs. La sensibilité est considérablement diminuée à la main gauche. Elle a les mêmes douleurs qui ne la quittent jamais aux jambes, mais ces douleurs ne montent pas plus haut que le milieu des tibias. Sur la jambe droite, au-dessus de la malléole externe, il y a une tache anesthésique de la grandeur d'une pièce de dix centimes et une autre au-dessus de la malléole interne. Des varices aux jambes. Trichophytie des ongles. On ne peut arriver à sentir le nerf cubital. Les dernières années, elle souffre de névralgie du gros orteil droit, et, depuis peu temps également du gauche. Aux pieds, il n'y a qu'un peu d'œdème dans l'articulation tibio-tarsienne droite. Les doigts des pieds sont en extension légère. La main gauche est une main en griffe type ; tous les muscles y sont complètement atrophiés. La main droite est normale.

Obs. 113. — *Lèpre tubéreuse (commençante).* — Johan B..., 33 ans, pêcheur l'hiver, cultivateur l'été ; domicile, Spordi dans Vidirdal (Hunavatn), né à Fosshol dans Vidirdal. Étant enfant, il a séjourné à Fossholl, plus tard à différents endroits dans la vallée de Vidirdal, puis quelques années à Vestrhop et à Midfjord. — Il a eu les maladies ordinaires de l'enfance. A l'âge de 5 ans, il a eu une affection du genou qui a duré neuf semaines. Son grand-père paternel est devenu lépreux à un âge avancé, il vivait à Vestrhop. Son père est mort noyé. Sa mère vit et est bien portante. Il a deux sœurs et un frère, ce dernier est bien portant, une sœur est maladive, l'autre est absente de la maison.

Au mois de mai 1894, il a eu l'influenza (déjà avant cette maladie il avait remarqué des nodosités au front). A sa suite, il eut des enflures des poignets et des cous-de-pied, qui disparurent de nouveau. Il était faible et fatigué. Il n'a pas eu de maux de tête ni de frissons pendant l'éruption des nodosités, mais a quelquefois eu des vertiges et le nez sec et bouché au moment des froids. Pas d'épistaxis ni de douleurs rhumatismales. L'hiver, il croit avoir remarqué quelques nodosités au front, à l'endroit où pressait son chapeau, elles n'ont pas disparu ensuite ; de plus, il a remarqué des taches rouges aux sourcils.

État actuel. — Pouls 96. Le front a une couleur violette particulière, qui se montre surtout autour des sourcils, et de nombreuses petites taches couleur de café, remarquables par un certain brillant. Les sourcils sont conservés. La vue est bonne. De fortes contractions fibrillaires des paupières lorsqu'il ferme les yeux. La voix est normale. Du côté de la malléole externe gauche, en dessus et en avant, on constate une tache longue de 4 centim. et large d'un bon centimètre ; il y a de l'analgésie assez prononcée et de l'anesthésie aux pressions légères. Dans la région des épaules et à la face externe des bras, des taches couleur café, disposées avec symétrie, sans anesthésie. La peau à leur niveau ne s'écaille pas au grattage. A la jambe gauche, on sent en avant du tendon d'Achille, à l'endroit où s'insère le muscle gastrocnémien, une nodosité grosse comme une noix. Le malade dit qu'elle a été plus grande. Le nerf cubital gauche est épaissi. Les réflexes rotuliens sont conservés. Les ganglions inguinaux et axillaires sont légèrement augmentés des deux côtés. Les pieds et les mains sont normaux, seulement ces dernières ont un aspect lourd et sont bleuâtres.

Obs. 114. — *Lèpre mixte (anesthésique).* — Gunnlögr Sigurdr J..., 30 ans, agriculteur l'été et pêcheur l'hiver ; domicile, Buggistadir Svarfadardalshrepp Ejafjördr, né à Hrapstadakot, même Hrepp. N'a jamais quitté son arrondissement. — Ne se rappelle pas avoir été malade, mais en l'interrogeant, se plaint de rhumatismes dans les bras et d'anesthésie de grattage sur le tibia droit. Marié avec le n° 86. La mère est bien portante. Quatre frères et sœurs sont vivants. Six demi-frères et sœurs dont deux morts. Il a une petite fille qui a un épaississement du nerf cubital du bras gauche, mais paraît bien portante.

Au printemps dernier le malade commença à sentir des douleurs qui se dirigeaient des articulations des doigts vers les coudes.

État actuel. — Il y a deux jours, s'étant gratté sur le tibia droit, il remarqua qu'une petite tache à cet endroit était insensible (il ne donne ce renseignement que questionné spécialement à ce sujet. La face est naturelle. Dans la partie glabellaire de la paupière gauche, deux petites tumeurs ressemblant à des lépromes et que le malade croit avoir toujours eues. La moitié externe du sourcil droit est presque disparue. La vue est bonne ; légère conjonctivite. Sur le tibia droit, il y a de l'analgésie ; dans tous les cas, de l'anesthésie au grattage allant de la cheville jusqu'à une hauteur de 10 centim. au-dessus de la malléole externe, et de la crête du tibia jusqu'au milieu de la face postérieure de la jambe. Pas de tubérosités en dehors de la paupière gauche. Pas d'épaississement des nerfs, les ganglions inguinaux et axillaires ne sont pas augmentés.

Obs. 115. — *Lèpre tubéreuse, stade terminal.* — Sveinnbjörn H..., 47 ans, paysan ; domicile, Brekka Svarfadardalshrepp Ejafjördr, né au même endroit, n'a jamais quitté son district. — A toujours été mélancolique, sans quoi bien portant jusqu'à l'apparition de la lèpre. Le père était atteint de lèpre tubéreuse et est mort il y a quatorze ans. Il a un frère qui est bien portant ; mais il avait quitté le père, tandis que notre malade est toujours resté auprès de lui. Il est marié et a des enfants bien portants.

La maladie commença très peu de temps après la mort du père, c'est-à-dire il y a environ quatorze ans ; il eut à ce moment-là une ulcération au coude qui allait jusqu'à l'olécrâne. Environ deux ans après, les premières nodosités se montrèrent aux sourcils, plus tard au dos des mains et des pieds.

État actuel. — La face est sans expression, couverte de cicatrices et comme pétrifiée. Le nez est considérablement augmenté de volume à la racine, la pointe est atrophiée. Les sourcils ont disparu. Il ne peut pas fermer l'œil du côté gauche. La vue du côté droit est complètement perdue. La voix est éteinte et sifflante. Il tousse et crache beaucoup. Il n'aurait pas d'anesthésie (il est très difficile d'examiner le malade vu son état). Les extrémités sont couvertes de cicatrices consécutives à des lépromes ré· sorbés. Ceux-ci ont du reste partout disparu. Les nerfs cubitaux ont augmenté de volume surtout à droite, les pieds et les mains sont maigres, mais sans déformation. Les muscles thénar, hypothénar et interosseux sont atrophiés par émaciation.

Obs. 116. — *Lèpre maculeuse.* — Hallgrimur B..., 32 ans, marié, journalier ; domicile, Midwik, Grytubakkahrepp Tingey, né à Svarfadardal Œfjords Syssel. A quitté Svarfadardal à l'âge de 21 ans, et a été plus tard à différents endroits dans le Ejafjördr et le Tingey Syssel. Il était à Laufos sur la côte de Tingey quand la maladie parut il y a quatre ans. Une pneumonie autrefois. Pas de lèpre dans la famille. La mère vit et est bien portante. Il a eu 5 frères et sœurs ; deux vivent y compris le malade. Deux sont morts de diphtérie, le troisième est mort de pneumonie il y a trois ans. Sa femme est bien portante, ils ont eu quatre enfants sains.

Il y a quatre ans il remarqua l'apparition de taches sur les pieds sans prodromes. Plus tard, d'autres taches parurent à différents endroits. Elles disparaissent mais laissent des traces faciles à reconnaître.

État actuel. — Au front il y a un érythème d'un rouge violet avec un œdème peu prononcé, mais pourtant sensible et visible. Cet œdème apparut il y a trois ans. Epistaxis fréquent. Des léprides maculeuses se trouvent disséminées sur les deux épaules et sont de la grandeur d'une pièce de 5 francs. On trouve également des traces d'efflorescences antérieures aux genoux et aux pieds. La sensibilité au contact est diminuée dans la plupart des taches. Il n'y a nulle part d'analgésie. Sur le dos du pied droit une tache où la sensibilité au contact et au grattage a complètement disparu. Les piqûres au contraire sont nettement senties. Il n'existe pas de nodosités. Le nerf cubital droit est fortement épaissi avec une saillie de la forme d'une petite perle. Il y a quelques jours le malade eut de faibles douleurs névralgiques dans le gros orteil. Rien d'anormal ailleurs.

Obs. 117. — *Lèpre maculeuse.* — Sigurbjörg H..., 46 ans, mariée à un paysan ; domicile, Sund, Höfdahuerfi Tingeyar Syssel ; née à Adaldal Thingö. — N'a jamais quitté son district. Bien portante jusqu'à la maladie actuelle. Rien du côté de la famille.

Il y a cinq ans elle eut des taches sur le pied gauche, plus tard sur la cuisse, la face et sur le reste des membres. Pendant les trois premières années elle fut exempte de douleurs. Les deux dernières années elle eut des douleurs aux bords externes des pieds et dans la région du nerf cubital du bras droit.

État actuel. — A la face et aux extrémités, il y a de nombreuses taches disséminées de couleur brun sombre, la plupart ayant la forme d'anneaux. Au front elles sont plus érythémateuses. Dans une partie des taches la sensibilité est un peu abaissée. Le nerf cubital du côté droit est nettement raide et épaissi. Le nerf cubital gauche est épaissi seulement.

Obs. 118. — *Lèpre tubéreuse.* — Jon E..., 54 ans, paysan ; domicile, Eyri i Fjordum, Grytubakkahrepp, né à Kammsmyrar-Hálshrepp Tingey. — N'a jamais quitté le district. A toujours été bien portant. Ne sait rien d'une contagion possible. Pas de lèpre dans la famille. Six frères et sœurs, dont cinq vivants. Une sœur est atteinte d'aliénation mentale. Il est veuf, et a sept enfants bien portants. Depuis dix ans, il a toujours eu le nez sec. Il y a six ans ce phénomène augmenta. Les autres prodromes n'ont pas été très nets. Il dit pourtant avoir eu de forte rachialgies, il y a six ans, et de fortes douleurs aux jambes, surtout le soir. Les nodosités ont paru au front, aux avant-bras et aux pieds. Elles sont venues par poussées séparées par de longues rémissions.

État actuel. — La face est complètement couverte de nodosités ainsi que le nez. Expression léonine. On trouve des lépromes sur la voûte palatine, le voile du palais et la langue. Absence complète de sourcils. La vue diminue. Sur les sclérotiques, des infiltrats jaunâtres près du bord de la cornée. La voix est complètement voilée et rauque depuis un an. Il y a un peu d'abaissement de la sensibilité aux pieds, où il y a quelques petites blessures. On trouve des nodosités à la face, aux avant-bras et de nombreuses cicatrices consécutives sur les extrémités inférieures. Le nerf cubital du côté gauche offre des nodosités très nettes. Névralgies dans les gros orteils. Les ganglions axillaires et inguinaux des deux côtés sont augmentés. Les pieds sont lisses et offrent un œdème bleuâtre. Pas de griffes des mains, leur musculature est flasque mais pas atrophiée.

Obs. 119. — *Lèpre anesthésique.* — Holmfridur E..., 53 ans, mariée avec le paysan n° 105 ; domicile, Vorsabœrholt, née à Kleingsel Gaulverjabœrhrepp Arnœs. — N'a jamais quitté son district.

La maladie a commencé il y a vingt ans avec des douleurs intenses, peu de temps avant son mariage, et avant le mari.

État actuel. — La sensibilité est diminuée sur les avant-bras ; elle ne peut pas coudre. Elle a des douleurs névralgiques intenses aux gros orteils et des névralgies ischiatiques, surtout à droite, qui la font boiter de cette jambe. Les deux derniers doigts sont légèrement contracturés aux deux mains.

Obs. 120. — *Lèpre tubéreuse (stade terminal).* — Kristin G..., 34 ans, placée aux frais de la commune pour 100 francs par an ; domicile, Vifilsstadir-Gardahrepp-Kjosar Syssel, née à Gardhrepp Longeyri. — A toujours séjourné dans le même Hrepp. Bien portante jusqu'à l'âge de 12 ans où la maladie commença. Elle ne sait rien d'une contagion possible. Pas de lèpre dans la famille. Le père vit et est bien portant. La mère est morte l'année dernière. Ils étaient neuf frères et sœurs, deux sont morts petits, cinq sont vivants.

A l'âge de 12 ans la maladie commença par des malaises, des maux de tête et des douleurs des os, puis des taches annulaires couleur de café parurent du côté de l'extension des bras et des cuisses ; ces taches existent encore et sont séparées les unes des autres par de la peau saine. Presque en même temps les premières nodosités parurent à la face, aux poignets et aux genoux. Elles ont augmenté en grandeur mais pas en nombre. Pendant les dernières années la sensibilité a diminué un peu aux mains et aux pieds.

État actuel. — Pouls 108, régulier, petit et dépressible. La face ressemble à un masque, la peau est lisse, tirée par des cicatrices vicieuses, et présente de nombreuses cicatrices consécutives à d'anciennes nodosités. Des lépromes frais existent à la joue gauche; au front il y en a d'ulcérés. Du reste toute la face présente un œdème ferme au toucher. Le nez est affaissé, la pointe en est ulcérée. Des lépromes ulcérés existent au pharynx. Les sourcils et les cils sont tombés. Il y a paralysie des paupières. La malade est aveugle depuis huit ans, après avoir souffert des yeux pendant longtemps. La voix est rouillée et masculine depuis six ans. Il ne paraît pas y avoir d'anesthésie. Chez elle, à la main droite, il y a une grande brûlure due probablement à l'absence de la vue. Les bras, surtout du côté de l'extension, sont couverts d'efflorescences psoriasiformes, mais on y trouve encore plus de cicatrices à bords pigmentés de brun, consécutives à d'anciennes éruptions. Sur les bras, des taches brunes d'origine plus récente, elles sont de la grandeur d'un franc environ, et couvertes d'écailles luisantes. Les cheveux sont clairsemés et placés par touffes. Les nerfs n'offrent pas d'épaississement. Les ganglions axillaires seuls sont un peu augmentés. Les jambes sont complètement éléphantiasiques. La moitié inférieure de la face antérieure de la jambe droite et la moitié supérieure du dos du pied droit sont occupées par un énorme ulcère. Les bords sont formés par des granulations lardacées qui ont une disposition vallonnée. A la jambe gauche, deux ulcérations plus petites. Les mains offrent un commencement de déformation en griffes, la musculature est fortement atrophiée. La dernière articulation du pouce gauche est tombée. Revu en 1895, son état est sans changement. Au poignet gauche, un mal perforant. La sensibilité des mains a diminué.

Obs. 121. — *Lèpre tubéreuse.* — Jacob J..., 43 ans, paysan ; domicile, Hvallatur Flateyarhrepp Bardastrand, né à Brekka Saurbœrhrepp Dala Syssel. Jusqu'à l'âge de 7 ans au Dalasyssel, puis au Snefellsyssel jusqu'à 23 ans, plus tard ici. N'a jamais été malade avant. Pas de lèpre dans la famille. Les parents sont morts. Sur quinze frères et sœurs, un frère vit et est bien portant, tous les autres sont morts. Il a cinq enfants, un est mort, les quatre autres ont été examinés et sont bien portants.

Il y a cinq ans il a eu des frissons et des douleurs osseuses, il était marin à ce moment, et (d'après son dire) pendant quatre étés de suite il eut le scorbut étant en mer. Il avait les pieds enflés, des raideurs des articulations et des douleurs des membres. Des nodosités ont paru sur le côté cubital des bras puis aux mollets, un peu partout aux jambes, au front et à toute la face. Les nodosités augmentèrent.

État actuel. — Pouls 96, régulier et vigoureux. La face est couverte de grandes nodosités ulcérées, la mimique est éteinte par elles. Le nez est également couvert de nodosités semblables à celles de la face. Aux piliers du voile du palais et à la langue on trouve des lépromes ulcérés. Les sourcils ont disparu. La vue est bonne. La voix est rauque et sans timbre depuis un an. Le malade a des sueurs abondantes la nuit. Des anesthésies s'étendent des dos de pieds, le long de la face antérieure des jambes jusqu'aux genoux ; en outre, la sensibilité des index est altérée. Aux bras on voit des taches luisantes couleur de café. En dehors de la face où elles sont le plus répandues, des nodosités sont disséminées aux extrémités. Aux coudes et aux poignets il y en a d'ulcérées, accompagnées d'épaississement et d'œdème de la peau de la face interne des avant-bras. Aux jambes il y a également des nodosités ulcérées et des infiltrations de la peau. La barbe est clairsemée. Les nerfs cubitaux des deux côtés sont comme des chapelets, le malade a parfois des névralgies des gros orteils. Les réflexes rotuliens sont conservés. Les ganglions cubitaux et axillaires sont augmentés. Les pieds sont lisses et œdématiés. Les orteils portent à leur dos des ulcérations. Les mains sont bosselées, mais leur musculature est intacte, la force y est bonne.

Obs. 122. — *Lèpre (tubéreuse) mixte.* — Gudbjórg G..., 50 ans, servante ; domicile, Kalfholt Rangarvalla, née à Tykkvabær dans Holtamanarhrepp. A toujours vécu dans le même Syssel. Santé antérieure bonne. Pas de lèpre dans sa famille. — La maladie a commencé cet hiver par des vertiges, des maux de tête et des douleurs aux jambes. Des nodosités ont paru d'abord à la face, puis aux mains et aux pieds.

État actuel. — A la face, de nombreuses nodosités. Les sourcils sont tombés. La vue est bonne à l'œil gauche, l'œil droit a été perdu à la suite d'un accident. Elle a des sueurs abondantes la nuit. Aux avant-bras jusqu'aux coudes, des anesthésies placées sous forme de taches. Les mains sont intactes. Pas d'épaississement des nerfs.

Grimsey
Eyjafjörd ou Ofjord
Husavik
Ísafjörd
Skagafjord
Þingö
Akureyri
Myvatn
Bardestrand
Dala
Snœfelsnæss
Myri
Borgarfjörd
Þingvallavatn
Reykjavik
Arnes
Reykjanes
Eyrabakki
Austr. Skaptafell
Vestr. Skaptafell
Vestmannæyar
ISLANDE
Districts où l'on peut rencontrer la lèpre.
Foyers lepreux.

ISLANDE

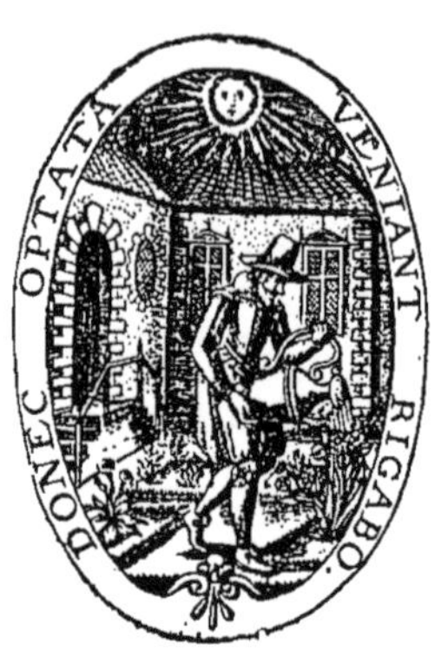

IMPRIMERIE LEMALE ET Cie, HAVRE

www.ingramcontent.com/pod-product-compliance
Ingram Content Group UK Ltd.
Pitfield, Milton Keynes, MK11 3LW, UK
UKHW020840120726
13693UKWH00002B/743